TUJIE BAGUAN

JIANTI QUBING BAGUAN QUANSHU

图解拔罐

健体祛病拔罐全书

● 简单易学 ● 手到病除 ● 精准取穴 ● 对症施治

主 编 高志群

编 委 李淳朴　霍立荣　陈方莹　张慧丽　张文艳

李 洁　杨春明　薛翠玲　徐丽华　王 超

李 良　张来兴　杨佩薇　王 鹏　谢吉瑞

郭红霞　陈鹤鲲　宋 刚　李 洋　王金丽

霍秀兰　顾新颖　任晓红　宋 飞　张 丽

U0244268

时代出版传媒股份有限公司
安徽科学技术出版社

图书在版编目（CIP）数据

图解拔罐：健体祛病拔罐全书 / 高志群主编．－－合肥：安徽科学技术出版社，2018.10
ISBN 978-7-5337-7639-8

Ⅰ．①图…　Ⅱ．①高…　Ⅲ．①拔罐疗法-图解
Ⅳ．①R244.3-64

中国版本图书馆 CIP 数据核字（2018）第 154258 号

图解拔罐：健体祛病拔罐全书　　　　　　　　　　主编　高志群

出 版 人：丁凌云　　　　责任编辑：黄　蕾　　　　责任校对：戚革惠
责任印制：廖小青　　　　封面设计：朱　婧
出版发行：时代出版传媒股份有限公司　http：//www.press-mart.com
　　　　　安徽科学技术出版社　　　　　http：//www.ahstp.net
　　　　　（合肥市政务文化新区翡翠路 1118 号出版传媒广场，邮编：230071）
　　　　　电话：（0551）63533323
印　　制：合肥华云印务有限责任公司　　电话：（0551）63418899
（如发现印装质量问题，影响阅读，请与印刷厂商联系调换）

开本：880×1230　1/32　　印张：6.5　插页 3　　字数：178 千
版次：2018 年 10 月第 1 版　　印次：2018 年 10 月第 1 次印刷

ISBN 978-7-5337-7639-8　　　　　　　　　　　　定价：29.80 元

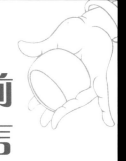

前言

　　拔罐作为一种养生治病疗法，已经在民间流传了几千年。这种古老疗法，不仅是祖国传统医学史上一颗璀璨的明珠，更是现代人祛病养生的重要疗法。可以说，拔罐在"行气血、调阴阳、濡筋骨、利关节"等方面都有着神奇的功效，大到治疗各种脏腑疾病，小到美容养颜，拔罐疗法都可以起到良好的效果。

　　拔罐疗法历史悠久、内蕴精深，实际操作方法简便易学，适合自学及家庭成员一起操作。在人体奇经八脉中藏着很多功能穴位，这些穴位都有着超乎想象的功效，找到这些穴位，配合拔罐疗法，就能起到缓解病痛、强健体魄的作用。本书为了方便广大读者找准穴位，对书中所涉及的每一个穴位都进行了准确的描述。即使对穴位一无所知的读者，也不用担心找不到穴位。相信在本书的指导下，每个人都能快速地掌握穴位的奥秘。

　　本书分五大章节。第一章，回溯历史，探究古老拔罐疗法的起源和发展，同时也详细地介绍了拔罐的主要方法、适应证、禁忌证、机体反应等基本知识。第二章，介绍慢性疾病的拔罐治疗，列举了20多种常见的慢性疾病的拔罐方法，力求让每一位读者都能从中找到治疗自身病症的方法。第三章，介绍常见病的拔罐治疗，阐释生活中常见病症的治疗方法。第四章，介绍美容养颜的拔罐方法。拔罐疗法最神奇之处就在于它既可以祛病，又可以养颜。拔罐疗法对去除皱纹、眼袋有明显功效。第五章介绍使用拔罐疗法进行养生保健的内容。拔罐疗法的保健和养生功效可谓独树一帜，可深入人体脏腑，疏通经络，达到安神、补肾、健脾、强筋、活血等目的。

　　本书内容详尽充实、深入浅出、通俗易懂，方法讲解细致，简单易学，保证读者一看就会、一学就懂。此外，本书还插入了操作演示图示，相信读者只要依照书中所教授的方法去做，就能轻轻松松地掌握各种拔罐疗法。

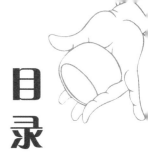

目录

第一章 拔罐——经脉气血的"调节师"

第二章 治疗慢性疾病的拔罐法

第三章 治疗生活中常见病的拔罐法

第四章 美容养颜拔罐法

第五章 养生防病拔罐法

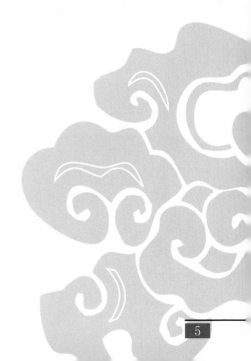

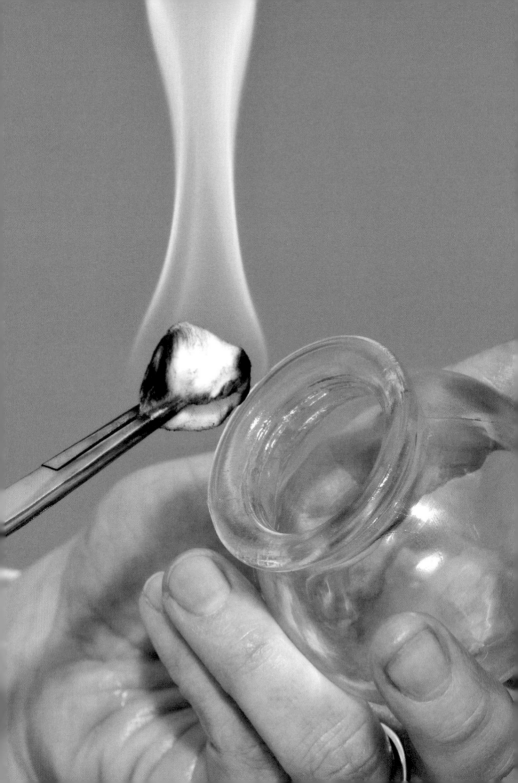

第一章 拔罐——

经脉气血的『调节师』

拔罐适用范围较广，疗效肯定，不仅被广泛用于临床治疗，而且在日常生活中逐渐被广大人民群众所接受，起着保健防病的作用。下面分别从识罐疗法、看罐疗法、罐的种类、拔罐方法、拔罐操作的注意事项及拔罐正常反应和异常反应等方面介绍。

认识传统拔罐疗法

　　中医拔罐疗法又称"角法"，俗称"拔罐子""吸筒"，是传统医学常用的一种治疗疾病的方法。追溯拔罐的历史，可谓悠久，在成书于春秋战国时期的医书《五十二病方》中，就记载有"牡痔居窍旁，大者如枣，小者如核者，方以小角角之，如孰（熟）二斗顷，而张角"。在晋代葛洪所著《肘后方》一书中，也有对"角法"治病的记载。所谓角法，就是指用挖空的兽角来吸拔脓疮的治疗方法。

　　拔罐发展到隋唐时期，人们开始用竹罐来代替兽角，由此"角法"被改称为"吸筒法"。正如唐代王焘所著《外台秘要》中记载："取三指大青竹筒，无节头削令薄似剑，煮此筒子数沸，及热出筒，笼墨点处按之，良久，以刀弹破所角处，又煮筒子重角之，当出黄白赤水，次有脓出，亦有虫出者，数数如此角之，令恶物出尽，乃即除，当目明身轻也。"

　　明代时，拔罐法日臻成熟，并广泛应用于中医外科治疗。医家对方法进行了改进，把竹罐直接放在中药汤中烧煮，由此，又出现了"药筒"一说。至清代，医家对拔罐法又进行了很大的革新和改进，并发明了陶罐，以及正式提出了"火罐"的说法。"以小纸烧见焰，投入罐中，即将罐合于患处"，即称为"拔火罐"，这是流传至今最为常用的一种拔罐法。此法通过物理刺激和人为的负压，使人体毛细血管发生破裂而致淤血，以达到促进血液循环、调理气血的目的。

除了行气活血外，拔罐还能起到逐寒祛湿、平衡阴阳、疏通经络、扶正祛邪、祛除瘀滞、消肿止痛、通利关节、吸毒排脓等作用。当风、寒、湿邪侵入人体，就会引起机体麻痹疼痛。通过刺络拔罐，可以消瘀化滞、解闭通结、扶助正气，由此就能达到驱风散寒的目的。

此外，拔罐疗法还可以用来治疗多种病症，《本草纲目拾遗》中记载："拔罐可治风寒头痛及眩晕、风痹、腹痛等症。"拔罐发展到现代，早已从外科治疗延伸到各类疾病，如头痛、腹痛、肩周炎、腰肌劳损、遗精、肝炎及风湿等的治疗。通过几千年的发展和改进，拔罐疗法目前已经成为治疗疾病的一种古老奇技。认识和掌握拔罐疗法，对于疾病的治愈有着重大意义。

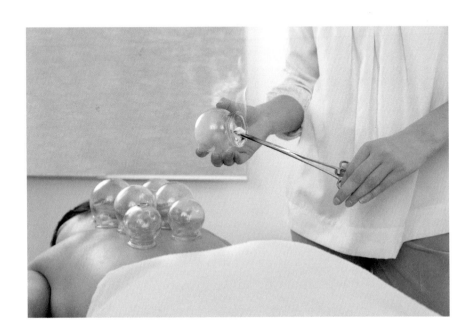

拔罐主要是指以罐为工具，通过燃烧、挤压等方法排除罐内空气，从而形成负压，然后使机体出现充血或瘀血现象的方法。通常这种疗法会在皮肤上留下不同颜色或形态的印迹，即俗称的"罐印"，通过观察罐印的颜色和形态，往往就可以推测出所患疾病。

其一，罐印若为紫黑色，则表明人体经络不畅、供血不足，部分机体可能出现血瘀。通常痛经或患有心脏供血不足疾病的人易出现此种情况，其中罐印在患部受寒气侵扰时会较重。一般情况下，在拔罐几次后，如果印迹变浅，就表明疾病得到了缓解。如果印记数天不退，则表示病症顽固，需要较长的时间来调理。

其二，罐印发紫且伴有斑块，则表明身体局部出现寒凝血瘀症状。若黑紫罐印面积过大，则表明机体受寒严重，需以治疗寒证为主。如罐印呈散在性的紫点状，且深浅不一，则说明出现了气滞血瘀症状。

其三，罐印鲜红浓艳，是气血两虚或阴虚火旺之证；若罐印暗红，表明热邪侵体，并出现高血脂症状；若罐印淡紫且伴有斑块，则多为虚证，兼有血瘀症状，如果穴位处斑块明显，说明相关内脏虚弱，此时可以采用走罐法，对红点处用针刺来治疗。

其四，罐印灰白或无明显颜色变化，且触而不温，兼发凉发冷，则表明为虚寒或湿邪证。若罐印处皮肤发白明显，且并无斑点，则为虚寒、贫血和湿邪等症。如果在发白基础上，还伴有水疱、水肿，且皮肤发痒，则说明体内湿气过重，此时需要多次进行拔罐，以起

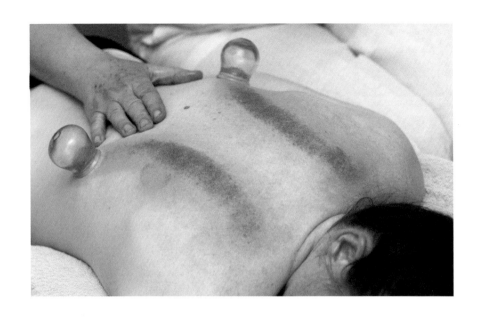

到排寒祛湿疗效。

其五，罐印深红或紫黑，出现不同程度的丹痧红点，且触碰有微痛感，多为热毒证；如果在发热之中还兼有痛痒感，则说明在治疗热毒之后，还应治疗风寒湿邪之气。若罐印紫红，但并无红点和发热症状，则多为瘀血证。

其六，若罐印出现水疱，且伴有黏稠物，则是湿热毒证，表现为各种炎症。若走罐时出现风团症状（如急性荨麻疹状），多为风邪引起，说明机体有过敏反应，此时应停止拔罐。

此外，拔罐后若没有明显罐印，或随着多次拔罐后，罐印逐渐变浅并消失，则表明身体状况良好或病情已经得以减轻和痊愈。通常情况下，可以凭借罐印是否变浅或消失来判断病情是否好转。

罐的种类

　　拔罐疗法从古代发展至今，已历经了上千年的时间，随着科学的不断进步，拔罐工具也在不断地进行改革。从古时的兽角罐、竹罐、陶罐，到现今的抽气罐，拔罐工具的日益革新也为这种古老的治病方法提供了方便。其实，以上各种各样的火罐，因为材质、性质和使用方法的略微差异，也发挥着不同的功用。以下介绍几种常用的火罐。

1. 竹罐

　　竹罐是指用竹子加工而成的拔罐工具。制作竹罐简单易学。先将长几十厘米的坚固细毛竹截成 6 ~ 9 厘米长的竹管，一端留节作底，一端开口作罐口。罐口直径为 3 ~ 6 厘米。截好的竹筒先要用刀去皮、锉底、做细、抛光，再用砂纸磨口，直至罐口平整光滑为止。然后把竹罐放到煮沸的开水里烧煮，之后取出，经过进一步精细加工，最后制成中间稍鼓、管壁厚为 2 ~ 3 毫米的竹罐。

　　竹罐是沿用至今的一种拔罐工具，之所以此类罐没有遭到淘汰，是因为其具有一定的优点。首先，竹子取材方便，且价格低廉；其次，制作工艺不复杂，简便易操作；最后，携带方便、轻巧且不易摔碎。但是竹罐也存在一定的缺点，如容易开裂、漏气，且没有太大的吸着力，同时因为不透明，所以没有办法观察拔罐时机体的变化。

2. 陶罐

　　陶罐由陶土烧制而成，大小不一，分为大、中、小和特小四种。

通常罐的口径越大，陶罐越长；而口径越小，陶罐越短。陶罐往往格外光滑，与竹罐性质略为相似，表现为中间腰鼓，两端口径较小。其优点是吸力大、成本低，且容易保存；缺点是较重，不方便携带，且易碎。此外，同竹罐一样，因为不透明，所以拔罐时无法观察罐印情况。

3. 玻璃罐

玻璃罐罐口略凸向外，其余部分呈圆形。其质地透明，从而能够对皮肤的瘀血程度进行观察，因此有利于拔罐者掌握时间。但此罐导热过快，使用时易造成烫伤，同时落地更容易破碎，所以需小心使用。玻璃罐分大、中、小三种型号，可根据病变部位灵活使用。

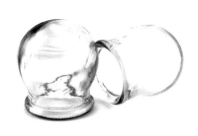

4. 抽气罐

抽气罐是将罐与抽气器联结为一体的一种器具。此罐形状与前三种火罐不同，通常上部为圆柱形的抽气筒，下部为腰鼓形的罐体。

抽气罐的主要优点为安全可靠，不用点火亦可进行拔罐，且透明易观察。此外，此罐吸附力可以自由调节控制，能够有效减轻疼痛感，且不容易破损。主要缺点为无温热感，不适用于走罐疗法。

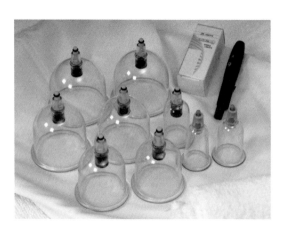

拔罐常用方法

拔罐是一种疗效明显的治病方法，虽然其看似简单，但使用方法大有讲究。针对不同的疾病和穴位，拔罐的方法多种多样，刺激不同的穴位的效果也是不完全相同的。因此，掌握不同的拔罐方法，结合自身病症，做到对症下罐，是非常有必要的。

常用的拔罐方法包括单罐法、多罐法、走罐法、留罐法、闪罐法、艾灸拔罐法、刺血拔罐法、留针拔罐法和药罐法等。

1. 单罐法

单罐法是指单独使用一个火罐进行拔罐，主要适用于轻微病症。如果病变范围相对较小，就可以针对病痛严重的一个部位进行拔罐，罐子的口径可以根据病变部位的大小来选择。通常如果病变发生在背部，应该选择稍大一些的火罐；如果是在膝盖或身体其他关节处，可以选择较小的火罐。

2. 多罐法

多罐法主要是指多罐并用，通常适用于病变范围广泛或病变处肌肉丰满或敏感反应点较多的患者。例如，肌肉劳损或脏腑发生病变的患者，可以围绕患处吸拔多个火罐。一般情况下，多罐法可分为排罐法和散罐法等。

排罐法可分为密排罐法和疏排罐法两种，其中密排罐法适用于青壮年，是指在皮肤上紧密排列火罐的方法，这种方法适用于各种慢性疾病和内脏瘀血病症等，如身体背部可用这种方法。疏排罐法适用于儿童、体虚者和老年人。

3. 走罐法

走罐法又称"推罐法""拉罐法""行罐法"等，主要适用于病变面积较大、肌肉丰满的部位，如大腿和背部等。这种方法通常采用光滑无破损的玻璃罐进行。在拔罐之前，应在吸拔部位和罐口涂适量的润滑油脂，然后在肌肤上做来回拉动，直至皮肤潮红。

走罐法又可分为浅吸快移法、深吸快移法、深吸慢移法三种。

其中浅吸快移法适用于年老体弱者和儿童，是指使肌肤吸附于罐内 3 ~ 5 毫米，稍微快速移动玻璃罐，直至皮肤微红为止。深吸快移法适用于气血不通和脏腑功能失调病症，是指肌肤吸附于罐内 5 ~ 8 毫米，以中等速度移动玻璃罐，直至皮肤呈现红紫色。深吸慢移法适用于肌肉受寒失养等症，是指肌肤吸附于罐内 8 ~ 12 毫米，缓慢移动玻璃罐，直至皮肤紫黑为止。

4. 留罐法

留罐法又称"坐罐法"，主要是指火罐吸在皮肤上后，不立即拔起，

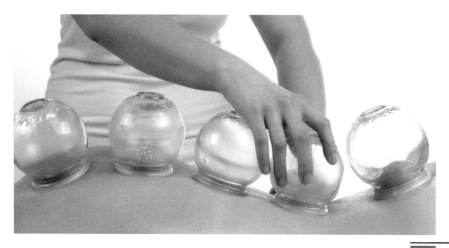

而是留置一段时间，等到皮肤潮红、出现瘀血时再拔起。此法主要适用于寒邪病症和脏腑病变，例如神经衰弱、风寒感冒、四肢麻木、消化不良、气血瘀滞和高血压等。

5. 闪罐法

闪罐法主要是指火罐吸在皮肤上后立即拔起，然后快速吸上，再拔起，如此重复，直至皮肤潮红、充血或出现痧斑等。此法主要适用于局部皮肤麻木、肌肉痿软、功能减退及中风等患者。

6. 艾灸拔罐法

艾灸拔罐法是指配合艾灸的一种拔罐方法，主要是指在治疗中，先进行灸法再拔罐。这种方法主要适用于湿寒之证，可以起到祛寒除湿、疏经通络和调节气血的功效。

7. 刺血拔罐法

刺血拔罐法又称"刺络拔罐法"，是指用三棱针或皮肤针等针刺皮肤穴位，再用火罐吸拔 10 ~ 15 分钟使之出血后起罐。在针刺之前，要特别注意皮肤的消毒，同时针刺要掌握好力度，以适量出血为宜。此法主要适用于扭伤、神经性皮炎、丹毒、皮肤瘙痒和乳痈等症。

8. 留针拔罐法

留针拔罐法又称"针罐法"，这种方法与刺血拔罐法不同的是，针刺后针不需要拔出，然后将火罐拔在以针为中心的皮肤部位，拔 5 ~ 10 分钟，直至皮肤红润或出现瘀血。此法适用于顽固性麻痹症和各种慢性损伤。

9. 药罐法

药罐法是一种融合中药疗法的拔罐法。在拔罐之前，通常要将火罐（竹罐或木罐）放在药液中烧煮，约 5 分钟，再用干毛巾捂住捞出的火罐罐口，最后快速地按在身体上，按压半分钟，感觉罐被吸住后再松手。此种疗法因为充分利用了中药的特性，所以在治疗疾病方面效果尤为显著。主要适用于感冒、哮喘、慢性胃炎、消化不良、风湿痛和牛皮癣等。

上述各种拔罐法均是利用真空拔罐，用铁制镊子夹酒精棉球一个，将酒精棉球点燃后，使火在罐内绕 1～3 圈后将火退出，迅速将罐扣在应拔部位，因罐内负压，罐即可吸附在皮肤上。此法是最常用拔罐方法，比较安全。但需注意切勿将罐口烧热，以免烫伤皮肤。

拔罐操作的注意事项

用拔罐疗法来治疗疾病，往往能起到缓解疼痛、治愈病症的良好功效，同时，对拔毒泻热、消解疲劳、增强体质也具有一定的效果。所以，适当拔罐对身体是大有益处的，但在拔罐时有一些事项还需多加注意。

1. 一些患者不适合拔罐

身体虚弱者、皮肤损伤者、血液病患者、肺结核患者、外伤骨折患者、支气管扩张患者、儿童、经期妇女和孕妇等不宜拔罐。此外，剧烈运动、过度疲劳、醉酒、过渴、过饱和过饥的人不适合立即拔罐，应待身体复原后再进行。

2. 选取适当体位

拔罐过程中，应选择温暖的室内，且避开风口，以防患者受寒。拔罐时，应保持拔罐部位平坦、松弛，以保持罐具的平稳。通常多选卧位，这样既能使患者舒适地躺卧，又能使罐具稳定而不易脱落。此外，拔罐宜选择肌肉丰满、无骨骼、皮下组织充实且毛发稀疏的部位。

3. 操作时应小心烫伤

在给他人进行拔罐时，要注意手法的正确和规范，通常吸拔时动作应迅速，以避免烫伤。吸拔身体凹凸不平处（如肘关节和膝关节）时，因为这些部位都不易吸附，所以操作者应格外小心，以免发生漏气，烫伤自己或患者。

4. 选择适宜的罐具

应根据不同的身体部位，选择大小不一的罐具。通常吸拔背部时，应选用口径较大的罐具，而关节处宜选择口径略小的罐具。此外，在采用多罐法对背部进行吸拔时，罐与罐之间应保持适当的距离，不宜过近，以防拉伤皮肤，引起患者疼痛。

5. 预防晕罐

在拔罐时，一些患者会出现不同程度的头晕、恶心、胸闷、呕吐、冒冷汗等症状，这些症状通常被统称为晕罐。当患者出现这些症状时，应立即停止拔罐。如果患者病情较轻，可以给其饮用糖水或白开水，然后让其休息；如果病情严重，则应立即送医院就诊。

6. 拔罐时间不宜过长

应特别注意，拔罐时间不是越长越好，也不是一定要拔出水疱来才有疗效。通常拔罐的时间应根据不同材质的罐具稍作区别，在夏季，最佳留罐时间为 10 分钟左右，而冬季为 15 ~ 20 分钟。此外，拔罐后，在罐印还没有消除之前，不宜在原部位再进行拔罐，拔罐最好一周两次。

7. 注意罐具消毒

在拔罐之前，应对所用的罐具和三棱针等进行消毒。在拔罐过程中，如果患者感觉不舒服或有疼痛感，应立即调整火罐的吸拔力。此外，对一些痛证患者应适当增加拔罐时间，对病症较轻者应适当减少拔罐时间。

正常反应和异常反应

在拔罐过程中，往往会出现一些症状，其中有一些为拔罐的正常反应，不必惊慌失措，但也有一些异常反应需要多加注意和防范。

1. 正常反应

拔罐是将火罐吸于体表，因罐内负压产生吸引力，使局部软组织隆起于罐口以上的一种操作方式。患者被吸拔的肌肤会有发胀感，并伴有发热、发紧、温暖、凉气外出和舒适等感觉，这些都属于正常反应。

一般情况下，在留罐后，局部的皮肤可能出现潮红、紫红瘀斑或丹痧。这些罐印在一定时间内不会马上消失，但数天后会自行消失。此外，有的患者还会出现水疱。对于小的水疱可用碘酒涂擦局部，水疱数日后可自行吸收；对于大的水疱，最好去医院请医护人员把水疱里的液体放出，再消毒，数日后即可恢复。

在采用刺络拔罐法和留针拔罐法时，往往拔罐时会出现出血现象。通常血色鲜红说明病情较轻，黑血则代表病情较重。同时，在治疗疮疡脓肿时，出血量会尤其大，此时不必担心，流出的血多属于坏死组织的脓血。

2. 异常反应

在拔罐过程中，倘若患者感觉异常的疼痛和灼烫，甚至不舒服到难以忍受，应立即停止拔罐。事后对罐具及操作手法进行检查，如果发现了问题，应予以及时处理，可以继续拔罐；如果不能及时找出问题，则不宜再进行拔罐。

上罐后，如果患者马上出现水疱，或拔罐部位以外的部位产生发凉、发麻及疼痛感，则应立即拿下罐具，检查患者的身体情况。此外，在拔罐时，如果患者出现脸色苍白、头晕、胸闷发慌、恶心、呕吐、四肢厥逆、冷汗淋漓及晕厥等晕罐症状，应立即让患者平卧或送医院抢救。

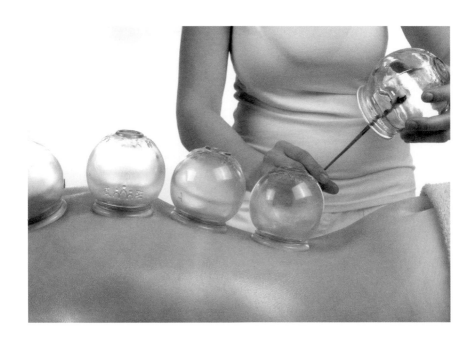

第二章

治疗慢性疾病的拔罐法

慢性疾病是蛰伏于人体的一大隐患，拔罐疗法从人体气血出发，疏经通络，调经补气，最终达到培元固本、缓解病痛的目的。

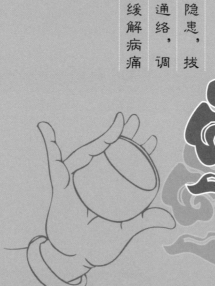

治疗冠心病——清理瘀阻护心脏

冠心病全称为"冠状动脉粥样硬化性心脏病",临床又称为"血性心脏病",是因冠状动脉粥样硬化造成管腔狭窄或堵塞,导致心肌缺氧、缺血而引起的心脏病。其主要表现为心胸持续憋闷,伴有隐痛、气短、心悸、自汗等,严重者则心绞痛发作。中医认为,冠心病多由七情内伤、气滞血瘀、气机郁结,或心阳不振、心气不足、阴寒凝滞,或痰湿导致心脉瘀阻而致,属于本虚标实的病证。

方法一

取穴

大椎穴、厥阴俞穴、心俞穴、脾俞穴、膻中穴。

◎ 大椎穴:位于背部,在后正中线上、第七颈椎棘突下凹陷处。

◎ 厥阴俞穴:位于背部,在第四胸椎棘突下、后正中线旁开1.5寸处。这里的"寸"指同身寸,详见本节后"注意事项"。

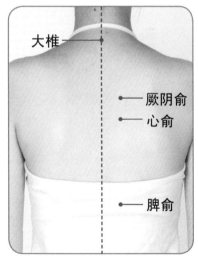

大椎
厥阴俞
心俞
脾俞

◎心俞穴：位于背部，在第五胸椎棘突下、后正中线旁开 1.5 寸处。

◎脾俞穴：位于背部，在第十一胸椎棘突下，后正中线旁开 1.5 寸处。

◎膻中穴：位于胸部，在前正中线上，平第四肋间，两乳头连线的中点。

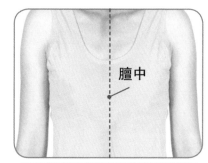

操作方法

走罐法。在厥阴俞、心俞、脾俞穴涂润滑介质，用闪火法将罐吸拔于穴位上，力度均匀地上下走罐，并顺时针旋罐，往复 20～30 次；然后坐罐于这组穴位，留罐 15 分钟。

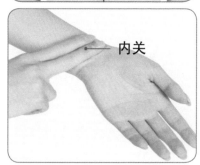

方法二

取穴

内关穴、心俞穴、膻中穴。

◎内关穴：位于前臂正中、腕横纹上 2 寸处。

◎膻中穴：位于胸部，在前正中线上、平第四肋间两乳头连线的中点。

操作方法

针罐法。先选内关穴，常规消毒后，用毫针刺入穴中行捻转补泻，留针 20 分钟；同时在心俞、膻中穴上用闪火法将罐吸拔于穴位上，留罐 15 分钟。

方法 三

取穴

膻中穴、足三里穴、中脘穴、心俞穴、厥阴俞穴。

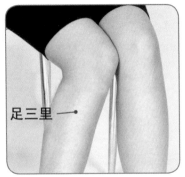

◎ 足三里穴：位于小腿前外侧，在犊鼻穴下3寸、距胫骨前缘一横指处。

◎ 中脘穴：位于上腹部，在前正中线上、脐中上4寸处。

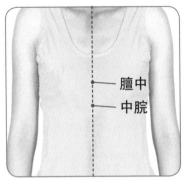

操作方法

药罐法。先将川芎、延胡索、麝香、红花、冰片、硝酸甘油等共研细末后调成糊，涂敷于这组穴位上；用闪火法将大小适中的罐吸拔于各穴位，留罐15～20分钟。

注意事项

1.中医的"寸"是指同身寸。通常以患者拇指指关节宽度为1寸；或者将食指、中指、无名指和小指四指并拢，四指横量宽度为3寸；食指与中指并拢，横量宽度为1.5寸。同身寸只适用于本人身上。

2.拔罐治疗冠心病期间应避免食用刺激性食品，规律起居，戒烟酒。

治疗高血压——疏通气血稳血压

高血压属于常见的慢性病，主要指由于动脉血压升高而导致的脂肪和糖代谢紊乱以及心、脑、肾和视网膜等器官功能性或器质性改变。高血压的病因主要与遗传因素、环境因素、年龄及饮食等有关，常常表现为头晕、头痛、胸闷、耳鸣、呼吸困难、肢体麻木和失眠等症状。中医认为，高血压主要由饮食不当、劳倦过度、情志失调、年老气虚等因素所致。

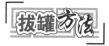

方法一

取穴

大椎穴、肝俞穴、筋缩穴、三阴交。

◎ 大椎穴：位于颈部下端，在后正中线上第七颈椎棘突下凹陷处。

◎ 肝俞穴：位于背部，

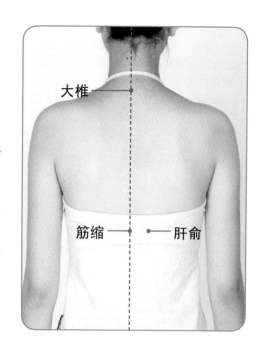

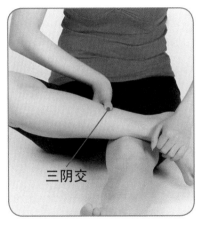

三阴交

在第九胸椎棘突下、后正中线旁开
1.5 寸处。

◎ 筋缩穴：位于背部，在后正中线上、第九胸椎棘突下凹陷中。

◎ 三阴交：位于小腿内侧，当足内踝尖上 3 寸、胫骨内侧缘后方。

操作方法

刺络拔罐法。先对大椎、肝俞和筋缩等附近的皮肤进行消毒；之后用三棱针在上述各穴轻叩刺，以略微出血为度；然后对各穴位进行拔罐，留罐10分钟。起罐后，擦净血迹。每日一次或每两日一次。

方法二

取穴

气海穴、风市穴、心俞穴、肝俞穴、胃俞穴。

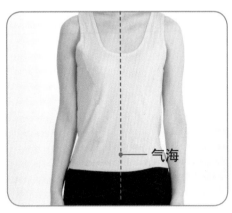

气海

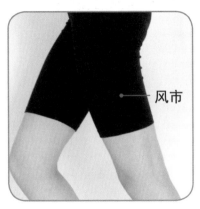

风市

◎ 气海穴：位于下腹部，在前正中线上、脐中下 1.5 寸处。

◎ 风市穴：位于大腿外侧部的中线上，在腘横纹上 7 寸处。

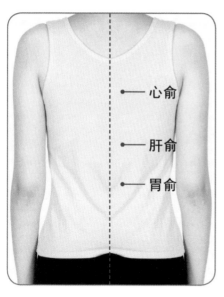

◎心俞穴：位于背部，在第五胸椎棘突下、后正中线旁开 1.5 寸处。

◎肝俞穴：位于背部，在第九胸椎棘突下、后正中线旁开 1.5 寸处。

◎胃俞穴：位于背部，在第十二胸椎棘突下、后正中线旁开 1.5 寸处。

操作方法

闪罐法。让患者仰卧，采用闪罐法将火罐吸附于气海穴和风市穴上，再快速拔起，反复数次，直至皮肤潮红或充血；然后让患者取俯卧位，采用同样的方法将火罐吸附于心俞、肝俞、胃俞等穴，留罐10分钟。每日一次。

方法三

取穴

阳陵泉穴、足三里穴、太冲穴、行间穴、侠溪穴。

◎阳陵泉穴：位于小腿外侧，当腓骨小头前下方凹陷处。

◎足三里穴：位于小腿前外侧，

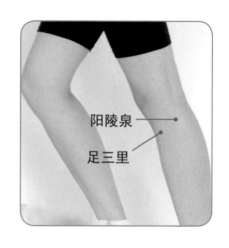

在犊鼻穴下 3 寸、距胫骨前缘一横指处。

◎ 太冲穴：位于足背，在第一、二趾缝间的凹陷处。

◎ 行间穴：位于足背，在第一、二趾合缝后赤白肉际凹陷处。

◎ 侠溪穴：位于足背外侧，在第四、五趾间的趾蹼缘后方赤白肉际处。

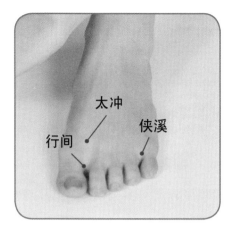

操作方法

闪罐法和刺络拔罐法。先用闪罐法将火罐吸附于足三里和阳陵泉穴上，稍作停留，立即拿掉，反复多次，直至皮肤潮红或充血为止。再使用刺络拔罐法，用三棱针在太冲穴、行间穴和侠溪穴上轻刺，以出现潮红或轻微出血为宜，然后拔罐，留罐10分钟。每日一次。

注意事项

拔罐治疗高血压期间，应多食清淡食物，禁食辛辣刺激性食物。此外，适当运动，保证睡眠和身心愉悦。

治疗糖尿病——补肾益精降血糖

糖尿病是由体内胰岛素分泌紊乱或胰岛素功能障碍所致的以高血糖为特征的一系列代谢性紊乱综合征，病因主要与胰岛功能出现异常和代谢紊乱有关。病症主要表现为多尿、多饮、多食、体重减轻、头昏、乏力、恶心、呕吐、腹痛、嗜睡、呼吸困难等。中医认为，糖尿病主要由禀赋不足、五脏虚弱、饮食不节、积热伤阴、情志失调、郁火伤阴、劳倦过度等引起。

方法一

取穴

大椎穴、曲池穴、鱼际穴、三阴交穴。

◎ 大椎穴：位于颈部下端，在后正中线上、第七颈椎棘突下凹陷处。

◎ 曲池穴：位于肘横纹外侧端，在肱骨外上髁内缘凹陷处。

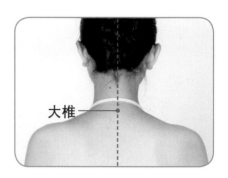

大椎

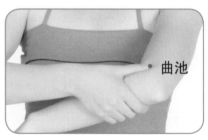

曲池

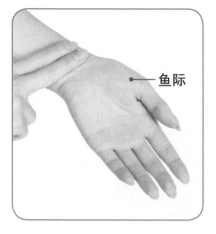

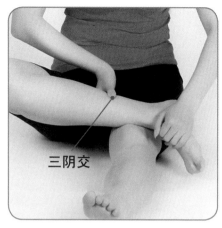

鱼际

三阴交

◎ 鱼际穴：位于手外侧，在第一掌骨桡侧中点赤白肉际处。

◎ 三阴交穴：位于小腿内侧，当足内踝尖上 3 寸、胫骨内侧缘后方。

操作方法

留罐法。先让患者俯卧，用留罐法对大椎穴进行拔罐，留罐 10 分钟。再更换体位，以同样方法对曲池穴和鱼际穴进行吸拔，最后吸拔腿部三阴交穴。每日一次。

方法二

取穴

肺俞穴、肾俞穴、胃俞穴、大肠俞穴、阳池穴。

◎ 肺俞穴：位于背部，在第三胸椎棘突下、后正中线旁开 1.5 寸处。

◎ 肾俞穴：位于腰部，在第二腰椎棘突下、后正中线旁开 1.5 寸处。

◎ 胃俞穴：位于背部，在第十二胸椎棘突下、后正中线旁开 1.5

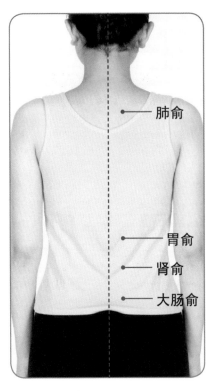

肺俞

胃俞

肾俞

大肠俞

寸处。

◎大肠俞穴：位于人体腰部，在第四腰椎棘突下、后正中线旁开 1.5 寸处。

◎阳池穴：位于腕背横纹中，在指伸肌腱的尺侧缘凹陷处。

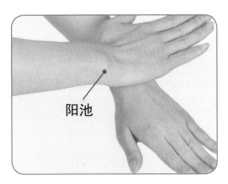

阳池

操作方法

多罐法。先让患者保持俯卧体位，然后对其背部的肾俞穴、肺俞穴、胃俞穴和大肠俞穴同时进行拔罐。留罐10～15分钟。之后对手腕阳池穴进行拔罐，留罐10～15分钟。以上疗法每日一次。

方法三

取穴

中脘穴、内庭穴、三阴交穴。

◎中脘穴：位于腹部，当脐中上 4 寸前正中线上。

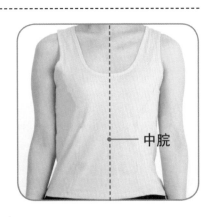

中脘

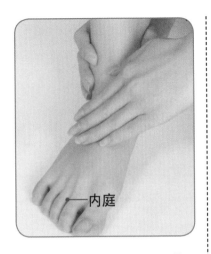

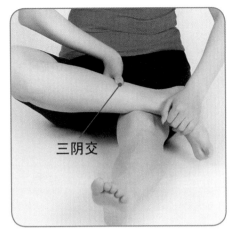

◎ 内庭穴：位于足背，在第二、三趾缝间的凹陷处。

◎ 三阴交穴：位于小腿内侧，当足内踝尖上3寸、胫骨内侧缘后方。

操作方法

单罐法和刺络拔罐法。先采用单罐法对三阴交穴和中脘穴进行拔罐，留罐10分钟；然后利用刺络拔罐法吸拔内庭穴：先用三棱针点刺穴位，至略微出血，再拔罐，留罐10分钟。每日一次。

方法四

取穴

◎ 肺俞穴、心俞穴、尺泽穴、鱼际穴。

◎ 肺俞穴：位于背部，在第三胸椎棘突下、后正中线旁

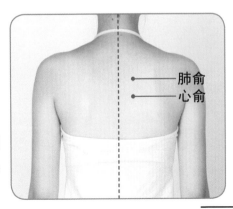

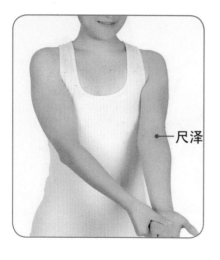

—尺泽

开 1.5 寸处。

◎ 心俞穴：位于背部，在第五胸椎棘突下、后正中线旁开 1.5 寸处。

◎ 尺泽穴：位于手肘横纹中，在肱二头肌肌腱桡侧凹陷处。

◎ 鱼际穴：位于手外侧，在第一掌骨桡侧中点赤白肉际处。

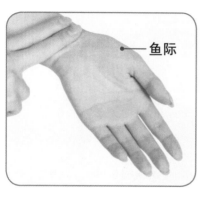

—鱼际

操作方法

闪罐法。让患者取俯卧位，将火罐吸附于肺俞穴上，吸住后迅速拔起，然后再吸住，再拔起，如此反复闪罐10～15次，以皮肤潮红为度。每日治疗一次。

注意事项

对病情较重者进行拔罐治疗时，最好配合药物进行治疗。此外，患者饮食应定时定量，多吃富含蛋白质的食物。

治疗脂肪肝——清热利湿补肝脾

脂肪肝是指由于各种原因引起的肝细胞内脂肪堆积过多而致的病变。轻者没有明显病症，只是略感疲乏；重者肥胖，容易引发其他疾病。脂肪肝主要是由少动、肥胖、过量饮酒、糖尿病、慢性肝病等因素所引起的。其主要症状为腹胀腹痛、食欲不振、乏力、嗳气、恶心、呕吐和体重骤降等。中医认为，此病与肝郁脾虚、过食肥甘、饮酒过度、湿热内蕴、郁怒伤肝、思虑过度等有关。

方法一

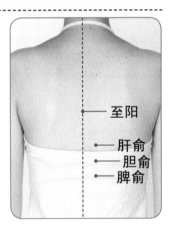

取穴

脾俞穴、肝俞穴、期门穴、足三里穴。

◎ 脾俞穴：位于背部，在第十一胸椎棘突下、后正中线旁开 1.5 寸处。

◎ 肝俞穴：位于背部，在第九胸椎棘突下、后正中线旁开 1.5 寸处。

◎ 期门穴：位于胸部乳头正下方，在第六肋间隙、前正中线旁开 4 寸处。

◎ 足三里穴：位于小腿前外侧，在犊鼻穴下 3 寸、距胫骨前缘一横指处。

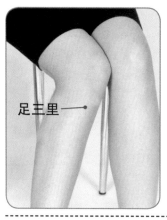

足三里

操作方法

刺络拔罐法。先对三棱针和穴位处肌肤进行消毒，然后分别选用不同的体位进行拔罐，先后对背部、胸部和腿部进行拔罐。具体步骤为：先用针点刺各穴位2～3下，以微出血为度。之后拔罐，留罐10～15分钟。每日一次。

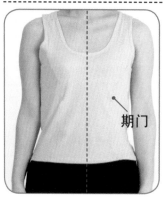

期门

方法二

取穴

至阳穴、期门穴、胆俞穴。

◎ 至阳穴：位于背部，在后正中线上、第七胸椎棘突下凹陷中。

◎ 期门穴：位于胸部乳头正下方，在第六肋间隙、前正中线旁开4寸处。

◎ 胆俞穴：位于背部，在第十胸椎棘突下、后正中线旁开1.5寸处。

操作方法

刺络拔罐法。先对三棱针和穴位处肌肤进行消毒，然后用针轻刺各穴位，直至微出血，然后拔罐，留罐10～15分钟。每日一次。

注意事项

坚持体育锻炼，合理膳食，少食胆固醇高的食物，多食粗纤维食物。症状严重者拔罐治疗只能作为辅助疗法，应以药物治疗为主。

治疗肩周炎——疏经活血止疼痛

肩周炎是指肩关节周围肌肉、韧带、肌腱和关节囊等组织损伤、退变而引起的关节囊和关节周围软组织的一种慢性无菌性炎症，多发生于 50 岁左右的体力劳动者。主要表现为肩部阵发性疼痛、怕冷以及上臂活动受限。症状严重者常常痛不能寐，且无法翻身、侧卧。中医认为，此病主要是由气血不足、外感风寒湿及闪挫劳伤而引起气血运行不畅、经脉痹阻不通所致。

方法一

取穴

肩中俞穴、肩髃穴、血海穴、阳陵泉穴、承山穴。

◎ 肩中俞穴：位于背部，在第七颈椎棘突下、后正中线旁开2寸处。

◎ 肩髃穴：位于臂外侧，在三角肌上、肩峰前下方凹陷处。

◎ 血海穴：位于大腿内侧，在

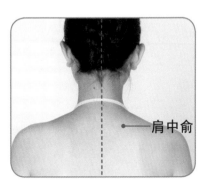

肩中俞

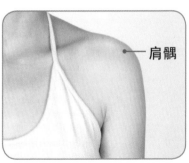

肩髃

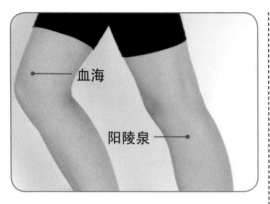

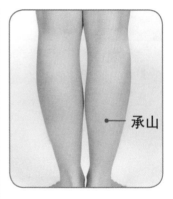

髌底上端 2 寸处。

◎ 阳陵泉穴：位于小腿外侧，当腓骨小头前下方凹陷处。

◎ 承山穴：位于小腿后侧正中，在腓肠肌肌腹下尖角凹陷处。

操作方法

刺络拔罐法。拔罐前，先对三棱针和各处穴位进行消毒，然后从背部开始，依次对各个穴位进行拔罐。统一方法为轻刺各穴，至微微出血，然后起针再拔罐，留罐10～15分钟。每日一次。

方法二

取穴

大椎穴、天宗穴、肩贞穴、肩髃穴。

◎ 大椎穴：位于背部后正中线上，在第七颈椎棘突下凹陷处。

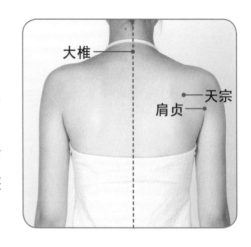

◎ 天宗穴：位于肩胛部，在冈下窝中央凹陷处。

◎ 肩贞穴：位于肩关节后下方，手臂内收时，在腋后纹头上1寸处。

◎ 肩髃穴：位于人体臂外侧的三角肌上，在肩峰前下方凹陷处。

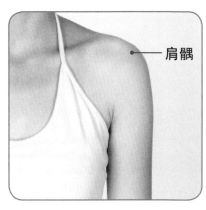

肩髃

操作方法

艾灸拔罐法。在拔罐之前，先艾灸各部位；再用针对各个穴位进行点刺，刺入后留针10分钟；然后出针再拔罐，留罐10分钟。每日一次。

方法三

取穴

肩髃穴、臂臑穴、肩贞穴、曲池穴、外关穴。

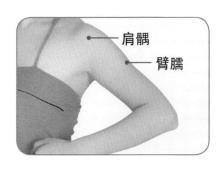

肩髃
臂臑

◎ 肩髃穴：位于人体臂外侧的三角肌上，在肩峰前下方凹陷处。

◎ 臂臑穴：位于人体臂外侧的三角肌止点、曲池穴上7寸处。

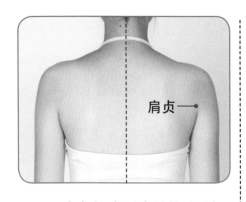

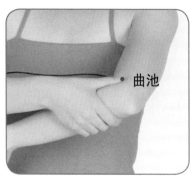

◎肩贞穴：位于肩关节后下方，手臂内收时，在腋后纹头上1寸处。

◎曲池穴：位于肘横纹外侧、肱骨外上髁内缘凹陷处。

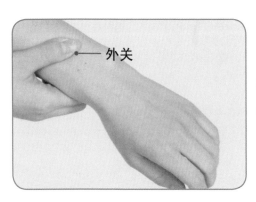

◎外关穴：位于前臂，在阳池与肘尖的连线上、腕背横纹上2寸处。

操作方法

多罐法。手臂平伸，自上而下，在各个穴位上拔罐，留罐10~15分钟。隔日一次。

注意事项

对肩背部进行拔罐治疗时，要注意保暖防寒。此外，可以配合拔罐治疗，适当加强肩背部的功能锻炼。

治疗慢性鼻炎——益气固表补阳虚

慢性鼻炎是指由急性鼻炎反复发作而引起的鼻黏膜肿胀或增厚等慢性炎症，病因主要分为急性鼻炎、慢性疾病和精神因素三种，症状为鼻塞流涕、鼻痒、头昏、头痛、喷嚏不断、咽喉不适、咳嗽、嗅觉减退等。中医认为，慢性鼻炎多由脾胃气虚、外感邪毒、风寒侵体所致。此外，急性鼻炎未经治疗或治疗不彻底均会导致此病。

方法一

取穴

印堂穴、风池穴、风门穴、合谷穴。

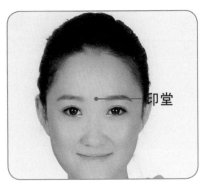

印堂

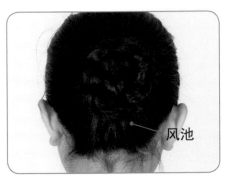

风池

◎ 印堂穴：位于前额部，在两眉头连线中点处。

◎ 风池穴：位于项部，当枕骨之下、胸锁乳突肌与斜方肌上端之间的凹陷处。

◎ 风门穴：位于背部，在第二胸椎棘突下旁开 1.5 寸处。

◎ 合谷穴：位于大拇指和食指的虎口间。在手背第 1、2 掌骨间，当第二掌骨桡侧中点处。

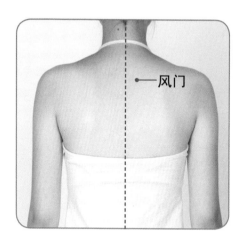
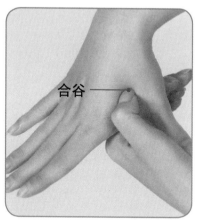

操作方法

艾灸闪罐法。拔罐之前，先用艾条对各穴灸15分钟，直至皮肤产生温热之感；然后采用闪罐法反复吸拔各个穴位（印堂穴除外），直至皮肤潮红或充血。每日一次。

方法二

取穴

风池穴、脾俞穴、足三里。

◎ 脾俞穴：位于背部，在第十一胸椎棘突下、后正中线旁开 1.5 寸处。

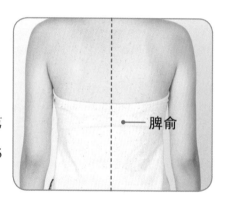

◎足三里穴：位于小腿前外侧，在犊鼻穴下 3 寸、距胫骨前缘一横指处。

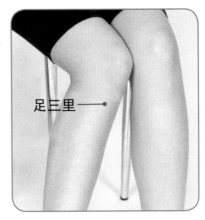

足三里——

操作方法

单罐法。自上而下分别在各穴位处拔罐，每个穴位留罐15分钟。每日一次。

方法三

取穴

上星穴、迎香穴、胆俞穴、曲池穴、侠溪穴。

◎上星穴：位于头部，当前发际正中直上 1 寸处。

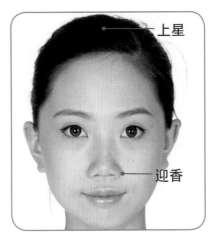

——上星

——迎香

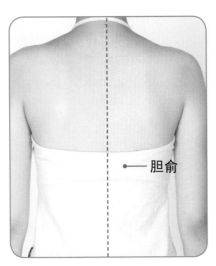

——胆俞

◎迎香穴：位于面部鼻唇沟中，在鼻翼旁约 1 厘米皱纹中。

◎胆俞穴：位于背部，在第十胸椎棘突下、后正中线旁开 1.5 寸处。

◎曲池穴：位于肘横纹外侧端，在肱骨外上髁内缘凹陷处。

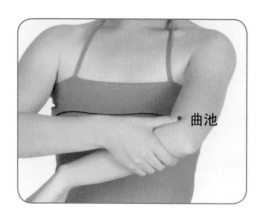

曲池

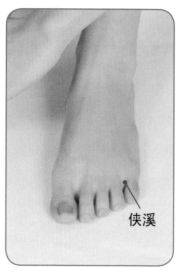

侠溪

◎侠溪穴：位于足背外侧，在第四、五趾间的趾蹼缘后方赤白肉际处。

操作方法

刺血拔罐法。消毒三棱针和穴位处肌肤，用针轻刺各个穴位，以少量出血为度；然后拔针，再对胆俞、曲池穴进行拔罐，留罐5分钟。每日一次。

注意事项

在拔罐治疗前，可以对主要穴位进行适当按摩，按摩时以感觉胀痛为宜。此外，日常避免用手抠鼻，注意防止风寒湿热的侵袭。

治疗咳嗽——宣肺通窍咳立停

咳嗽属于肺脏疾病，是一种人体保护性呼吸反射动作，主要是为了清除呼吸道内的分泌物或异物。咳嗽分为急性和慢性两种。病症主要由支气管炎、肺炎等疾病引起。表现为连续咳嗽，同时伴有发热、胸痛、呼吸困难、咽喉水肿、咯血、吐浓痰和耳鸣等症状。中医认为，咳嗽是由外感六淫、外邪侵袭而内伤肺腑所致。

方法一

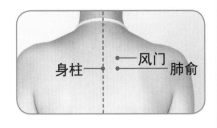

取穴

风门穴、肺俞穴、身柱穴、外关穴。

◎ 风门穴：位于背部，在第二胸椎棘突下、后正中线旁开 1.5 寸处。

◎ 肺俞穴：位于背部，在第三胸椎棘突下、后正中线旁开 1.5 处。

◎ 身柱穴：位于背部的后正中线上，在第三胸椎棘突下凹陷处。

◎ 外关穴：位于前臂，在阳池与肘尖的连线上、腕背横纹上 2 寸处。

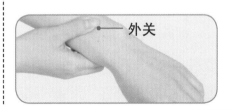

操作方法

走罐法。拔罐前先在背部吸拔部位涂抹润滑油脂，然后沿着风门穴、肺俞穴、身柱穴做来回拉动，速度适中，反复做10～15次，直至皮肤潮红。最后采用单罐法吸拔外关穴。

方法二

取穴

天突穴、大椎穴、肺俞穴、孔最穴。

◎天突穴：位于颈部的前正中线上，在两锁骨正中处。

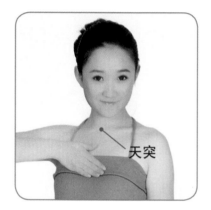

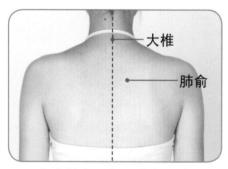

◎大椎穴：位于背部，在后正中线上、第七颈椎棘突下凹陷处。

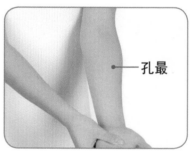

◎孔最穴：位于前臂掌面桡侧，在腕横纹上7寸处。

操作方法

刺血拔罐法和单罐法。先消毒，然后用三棱针轻刺大椎穴和孔最穴，以产生较多出血点为宜。再起针拔罐，留罐5～10分钟，以出血点均出血为宜。天突穴和肺俞穴采用单罐法进行拔罐，留罐

10～15分钟。每日一次。

方法三

取穴

定喘穴、膻中穴、中府穴。

◎ 定喘穴：位于后正中线上，第七颈椎棘突下，后正中线旁开0.5寸。

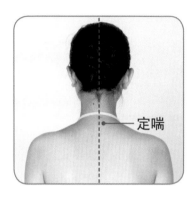

◎ 膻中穴：位于胸部前正中线上，在两乳头连线的中点处。

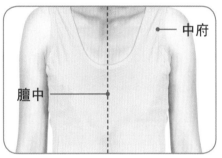

◎ 中府穴：位于胸部，在颈部锁骨和肩关节夹角凹陷处下方1寸处。

操作方法

留罐法。先用拇指轻轻点按定喘穴，按压3～5分钟，然后先后在膻中穴和中府穴拔罐，留罐10～15分钟。每日一次。

方法四

取穴

大椎穴、风门穴、肺俞穴、曲池穴。

◎ 大椎穴：位于背部后正中线上，在第七颈椎棘突下凹陷处。

◎ 风门穴：位于背部第二胸椎棘突下，在后正中线旁开1.5寸处。

◎ 肺俞穴：位于背部，在第三胸椎棘突下、后正中线旁开1.5寸处。

◎曲池穴：位于肘横纹外侧端、肱骨外上髁内缘凹陷处。

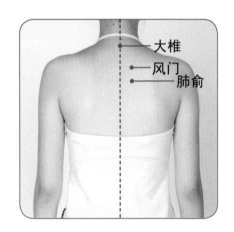

大椎
风门
肺俞

操作方法

刺络拔罐法。让患者取俯卧位，先对大椎和曲池两穴进行消毒，然后用已消毒的梅花针轻轻叩刺穴位，直至出血。出针后进行拔罐，留罐10~15分钟。起罐后，擦净血迹，进行消毒。最后吸拔其余两穴，留罐10分钟。每日治疗一次。

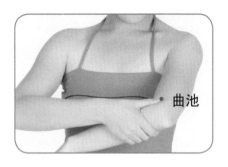

曲池

注意事项

1. 气温骤降时，适时增添衣物，预防感冒等疾病。

2. 增强户外体育锻炼，提高身体抗病能力。保持居室通风。

3. 如果拔罐治疗效果不明显，应积极配合药物治疗。

治疗慢性咽炎——滋阴降火利咽喉

慢性咽炎属于黏膜慢性炎症，是咽部黏膜受细菌感染所引起的。此病多为急性咽炎发展而来，此外，上呼吸道感染、用嗓过度、嗜烟酒也均会引发此病。慢性咽炎主要症状为咽喉干燥、吞咽不适、灼痛、咽部充血、有异物感、干咳、发痒、发声沙哑或失声、痰多等。中医认为，慢性咽炎病因主要分为内、外两种。外因多为风寒、风热之邪侵入肺，导致咽喉受损；内因多为素体阴虚，且经常食用辛辣食物使痰热蕴结而损伤咽喉。

方法一

取穴

天突穴、曲池穴、少商穴、丰隆穴、内庭穴。

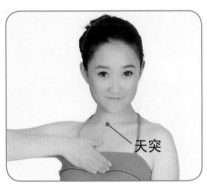

天突

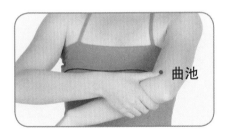

曲池

◎ 天突穴：位于颈部，当前正中线上，在两锁骨中间、胸骨上窝正中处。

◎ 曲池穴：位于肘横纹外

侧端、肱骨外上髁内缘凹陷处。

◎ 少商穴：位于拇指末节桡侧，在指甲旁 0.1 寸处。

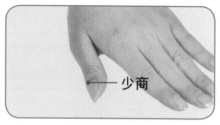

少商

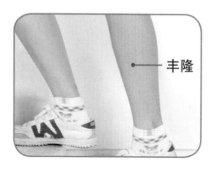

丰隆

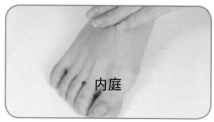

内庭

◎ 丰隆穴：位于小腿前外侧、外踝尖上 8 寸处。

◎ 内庭穴：位于足背，在第二、三趾缝间的凹陷处。

操作方法

刺血拔罐法和留罐法。患者取坐位，先对各穴位处肌肤和三棱针进行消毒，然后用针刺入各穴位，力度宜轻柔，微量出血即可。再用留罐法吸拔天突、曲池和丰隆穴，留罐10分钟。每日一次。

方法二

取穴

天突穴、鱼际穴、太溪穴、照海穴。

◎ 天突穴：位于颈部，当前正中线上，在两锁骨中间、胸骨上窝正中处。

◎ 鱼际穴：位于手外侧，第一掌骨桡侧中点赤白肉际处。

◎ 太溪穴：位于足内侧，在内踝后与脚跟骨筋腱间的凹陷处。

◎ 照海穴：位于足内侧，在内踝尖下方凹陷处。

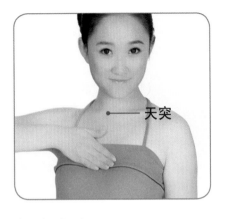
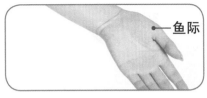
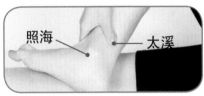

天突

鱼际

照海　太溪

操作方法

闪罐法。选择合适体位，依次对上述各穴进行拔罐，反复吸拔 20～30次，直至皮肤充血或出现罐印。每日一次。

方法三

取穴

大杼穴、风池穴、肺俞穴、肾俞穴。

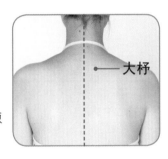

大杼

◎大杼穴：位于背部，在第一胸椎棘突下、后正中线旁开1.5寸处。

◎风池穴：位于项部，当枕骨之下、胸锁乳突肌与斜方肌上端之间的凹陷处。

◎肺俞穴：位于背部，在第三胸椎棘突下、后正中线旁开1.5寸处。

◎肾俞穴：位于腰部，在第二腰椎棘突下、后正中线旁开1.5寸处。

操作方法

多罐法。先让患者俯卧，之后将多个火罐自上而下、并列吸附于各个穴位上，留罐15～20分钟。隔日一次。

方法四

取穴

身柱穴、风门穴、心俞穴、脾俞穴、三焦俞穴、大肠俞穴。

◎ 身柱穴：位于人体背部后正中线上，第三胸椎棘突下凹陷中。

◎ 风门穴：位于人体背部第二胸椎棘突下，在后正中线旁开1.5寸处。

◎ 心俞穴：位于人体背部第五胸椎棘突下，在后正中线旁开1.5寸处。

◎ 脾俞穴：位于人体背部第十一胸椎棘突下，在后正中线旁开1.5寸处。

◎ 三焦俞穴：位于人体背部第一腰椎棘突下，在后正中线旁开1.5寸处。

◎ 大肠俞穴：位于人体背部第四腰椎棘突下，在后正中线旁开1.5寸处。

操作方法

多罐法。先让患者俯卧，之后将多个火罐自上而下、并列吸附于各个穴位上，留罐15～20分钟。隔日一次。

方法五

取穴

阿是穴、大椎穴、膈俞穴、关元穴、承山穴。

◎ 阿是穴：病症发作时，按压有明显痛感和病理反应的穴位。

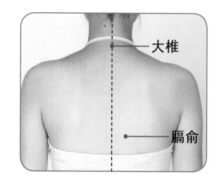

大椎

膈俞

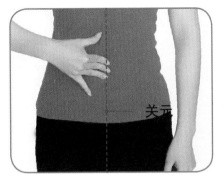

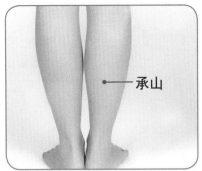

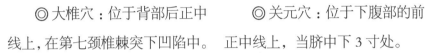

◎大椎穴：位于背部后正中线上，在第七颈椎棘突下凹陷中。

◎膈俞穴：位于背部，在第七胸椎棘突下、后正中线旁开1.5寸处。

◎关元穴：位于下腹部的前正中线上，当脐中下3寸处。

◎承山穴：位于小腿后侧正中、腓肠肌肌腹下尖角凹陷处。

操作方法

药罐法。取艾叶、透骨草、草乌、独活、羌活、桑寄生、荆芥、红花、牛膝、防风、桂枝、川乌、川椒各100克，放在火罐内煮沸，沸腾10分钟后捞出残渣，留取药汁；吸拔于以上穴位，留罐15~20分钟。每日一次或每两日一次。

方法六

取穴

肩贞穴、命门穴、肾俞穴、委中穴。

◎肩贞穴：位于肩关节后下方，手臂内收时，在腋后纹头上1寸处。

◎命门穴：位于腰背部后正中线上，在第二腰椎棘突下凹陷处。

◎肾俞穴：位于腰背部，在第二腰椎棘突下、后正中线旁开 1.5 寸处。

◎委中穴：位于膝后腘窝正中处。

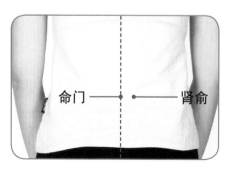

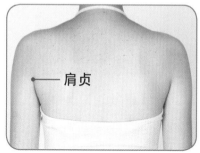

操作方法

留针拔罐法。先对三棱针和所拔部位皮肤进行消毒；然后将针刺入肩贞穴、委中穴，要掌握力度，且不宜过深；之后将针留在火罐内进行拔罐，吸拔15～20分钟。每周3次。需注意，命门、肾俞一般不作三棱针刺血，可直接拔罐，留罐10分钟。

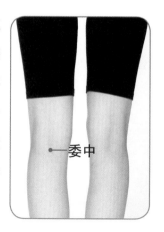

注意事项

1. 日常休息时，应避免睡卧在风口。夏季高温时，不宜使用风扇直吹。

2. 注意防寒保暖，避免长久淋雨或待在潮湿环境中。

治疗类风湿关节炎——化湿通络散风寒

类风湿关节炎是一种反复发作的全身性自身免疫病，主要以慢性侵蚀性关节炎为特征，主要病因包括环境因素、营养不良、细胞或病毒感染、遗传、免疫功能紊乱及神经因素等。病症常发于手掌、手腕和足趾等关节部位，主要临床症状为关节僵硬、变形，以及出现功能性障碍和不同程度的骨骼肌萎缩等。中医认为，类风湿关节炎属"痹证"范畴，主要由感受外邪、脏腑失调、经络痰滞所致。

方法一

取穴

大椎穴、膈俞穴、脾俞穴、血海穴。

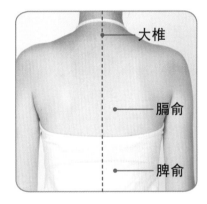

◎大椎穴：位于背部后正中线上，在第七颈椎棘突下凹陷处。

◎膈俞穴：位于背部，在第七胸椎棘突下、后正中线旁开1.5寸处。

◎脾俞穴：位于背部，在第十一胸椎棘突下、后正中线旁开1.5寸处。

◎血海穴：位于大腿内侧，在髌底上端2寸。

操作方法

留罐法。取俯卧位，露出背部，然后将火罐吸拔于大椎穴、膈俞穴和脾俞穴，各穴留罐10分钟。最后在腿部血海穴拔罐，留罐10分钟。此疗法每日一次。

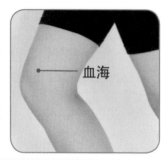

方法二

取穴

关元穴、肾俞穴。

◎ 关元穴：位于下腹部的前正中线上，在脐中下 3 寸处。

◎ 肾俞穴：位于腰背部，在第二腰椎棘突后正中线旁开 1.5 寸处。

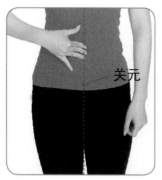

操作方法

艾灸拔罐法。温灸关元、肾俞两穴，时间为10分钟，然后拔罐10分钟。此疗法两日一次。

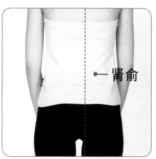

方法三

取穴

气海穴、腰阳关穴、外关穴、环跳穴。

◎ 气海穴：位于下腹部的前正中线上，在脐中下 1.5 寸处。

◎ 腰阳关穴：位于腰部的后正中线上，

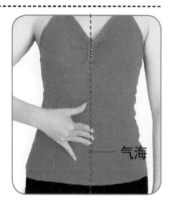

在第四腰椎棘突下凹陷中。

◎ 外关穴：位于前臂，在阳池与肘尖的连线上、腕背横纹上2寸处。

◎ 环跳穴：位于臀部外侧，侧屈股，当股骨大转子最凸点与骶管裂孔连线的外1/3与中1/3交点处。

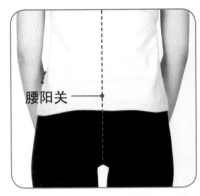

腰阳关

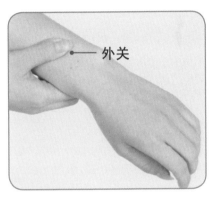

外关

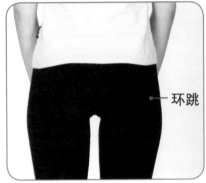

环跳

操作方法

单罐法。患者取合适的体位，针对各个穴位进行拔罐，留罐10分钟。拔罐后，再用艾条温灸各个穴位，约10分钟，直至皮肤潮红、感觉舒适为止。两日一次。

注意事项

患者应注意保暖，合理休息，多吃富含维生素和蛋白质的食物。此外，病症严重者不宜频繁活动，宜卧床休息，并逐渐做少量关节性锻炼。

治疗腰椎间盘突出——活血化瘀益肝肾

腰椎间盘突出症又称"腰椎间盘纤维环破裂症",是指椎间盘破裂后,髓核突出压迫神经根而导致的腰部疼痛和下肢麻木的一种腰腿疼痛病症。此病多由腰椎间退行性改变、外力损伤、遗传、腰姿不正、突然负重、妊娠、受寒和受潮等因素引起。出现腰部、臀部、下肢及足部疼痛、肢体麻木、行走不便、肢体发凉、大小便失禁、性功能障碍等临床症状。中医认为,腰椎间盘突出属于"痹证"范畴,主要由肾经亏损、劳损外伤、情志不畅等因素所致。

方法一

取穴

肾俞穴、腰阳关穴、阴陵泉穴、委中穴。

◎ 肾俞穴:位于腰部,在第二腰椎棘突、后正中线旁开 1.5 寸处。

◎ 腰阳关穴:位于腰部,在后正中线上、第四腰椎棘突下凹陷处。

◎ 阴陵泉穴:位于小腿内侧,在膝下

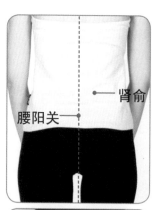

肾俞

腰阳关

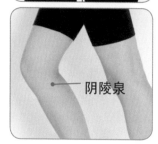

阴陵泉

胫骨内侧凹陷处。

◎ 委中穴：位于膝后的腘窝正中处。

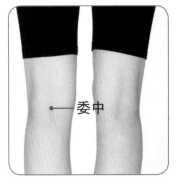

委中

操作方法

拔罐法。可直接对穴位进行拔罐，留罐10分钟。每日一次。

方法二

取穴

肾俞穴、大肠俞穴、次髎穴、承山穴。

◎ 肾俞穴：位于腰部，在第二腰椎棘突下、后正中线旁开 1.5 寸处。

◎ 大肠俞：位于腰部，在第四腰椎棘突 1.5 寸处。

◎ 次髎穴：位于骶部，在髂后上棘内下方、适对第 2 骶后孔处。

◎ 承山穴：位于小腿后侧正中，在腓肠肌肌腹下尖角凹陷处。

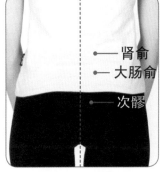

肾俞
大肠俞
次髎

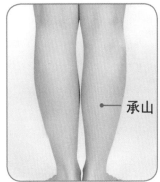

承山

操作方法

艾灸拔罐法。在拔罐之前，先用艾条温灸各穴15分钟，直至产生热感。之后将火罐直接吸附于艾灸的各穴位，留罐10分钟。隔天一次。

方法三

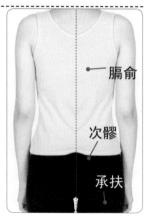

膈俞
次髎
承扶

取穴

膈俞穴、次髎穴、承扶穴、血海穴。

◎ 膈俞穴：位于背部，在第七胸椎棘突下、后正中线旁开 1.5 寸处。

◎ 次髎穴：位于骶部，在髂后上棘内下方，适对第 2 骶后孔。

◎ 承扶穴：位于大腿后侧，在臀下横纹的正中。

◎ 血海穴：位于大腿内侧，在髌底上端 2 寸处。

操作方法

刺络拔罐法。患者取俯卧位，仔细消毒后，用梅花针叩刺穴位，以皮肤发红为度，不必刺出血；然后拔罐，留罐10分钟。每日一次。

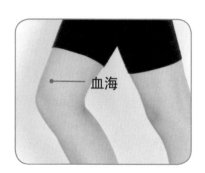

血海

注意事项

1. 拔罐治疗期间，要注意腰部的保暖，不宜睡软床，应选择合适的硬板床。

2. 避免长久弯腰，保持正确坐姿。

3. 如果腰部及下肢疼痛剧烈，可以在拔罐结束后，对拔罐穴位进行艾灸。

治疗慢性前列腺炎——滋养肝肾壮阳气

　　慢性前列腺炎是指前列腺因发生感染而引发的慢性炎症。主要病因为病原体感染，如葡萄球菌感染。此外，尿路感染、免疫力低下和精神因素等也会诱发此病。主要症状为尿频、尿急、尿痛、滴白、夜尿增多、排尿困难、烧灼感等，同时也会伴随性功能障碍、焦虑、失眠、记忆力下降等症状。中医认为，此病主要由于过度手淫或性交、素体虚弱、酗酒、过食辛辣致阴虚火旺、肾火郁结、湿热下注、热扰精室而引起。

方法一

取穴

　　脾俞穴、肾俞穴、命门穴、关元穴、中极穴。

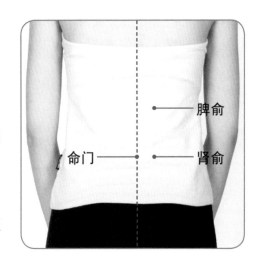

　　◎ 脾俞穴：位于背部，在第十一胸椎棘突下、后正中线旁开 1.5 寸处。

　　◎ 肾俞穴：位于腰部，在第二腰椎棘突下、后正中线旁开 1.5 寸处。

◎命门穴：位于腰背部，在后正中线上、第二腰椎棘突下凹陷中。

◎关元穴：位于下腹部，在前正中线上、脐中下 3 寸处。

◎中极穴：位于下腹部，在前正中线上、脐中下 4 寸处。

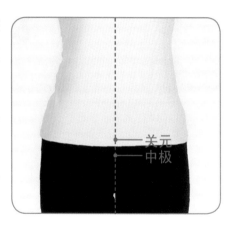

关元
中极

操作方法

艾灸拔罐法。在拔罐之前，先用艾条温灸各穴15分钟，直至皮肤产生温热感和舒适感；然后采用留罐法对各穴进行吸拔，各穴均留罐10分钟。每日一次。

方法二

取穴

八髎穴、关元穴、三阴交穴。

◎八髎穴：是指上髎、次髎、中髎和下髎四个穴位，左右共八个，合称"八髎穴"，分别位于第一、二、三、四骶后孔中。

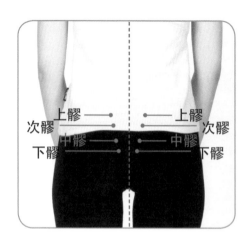

上髎
次髎
中髎
下髎

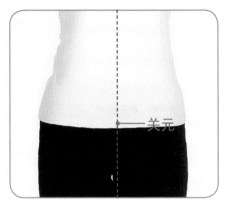

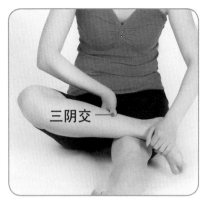

◎关元穴：位于下腹部，在前正中线上、脐中下3寸处。

◎三阴交穴：位于小腿内侧，当足内踝尖上3寸、胫骨内侧缘后方。

操作方法

刺血拔罐法。先对三棱针和穴位肌肤进行消毒，然后分别用三棱针点刺各个穴位，以少量出血为度。之后起针拔罐，其中八髎穴留罐5分钟，其余各穴位留罐10~15分钟。拔罐结束后，用酒精棉球对吸拔部位再次进行消毒。此疗法每日一次。

方法三

取穴

肾俞穴、中极穴、阳陵泉穴、三阴交穴。

◎肾俞穴：位于腰部，在第二腰椎棘突下、后正中线旁开1.5寸处。

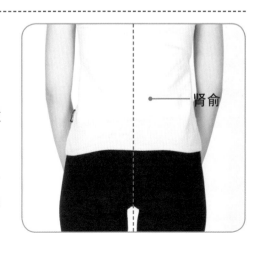

◎ 中极穴：位于腹部，在前正中线上、脐中下4寸处。

◎ 阳陵泉穴：位于小腿外侧，在膝下1寸、腓骨小头前下方凹陷中。

◎ 三阴交穴：位于小腿内侧，在足内踝尖上3寸、胫骨内侧缘后方。

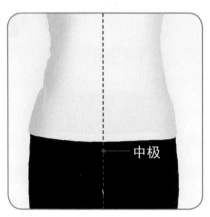
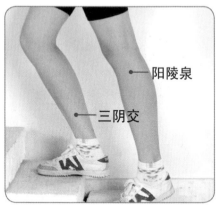

操作方法

针刺拔罐法。先对针具和肌肤进行消毒，然后将针刺入穴位，得气后留针，维持10分钟后再起针，进行拔罐，留罐10分钟。每日一次。

注意事项

1. 及时排尿，不要憋尿；注意个人卫生，保持前列腺部位的清洁。

2. 适当锻炼，预防感冒；避免长久坐凉板凳和洗冷水澡，同时节制性生活。

3. 适当配合刮痧、针灸等中医疗法，以起到最佳的治疗效果。

治疗盆腔炎——清热解毒防复发

盆腔炎是常见的一种妇科疾病，主要是指女性生殖器官、子宫周围结缔组织及盆腔腹膜发生的炎症。此病的主要病因包括频繁性交、经期不注意卫生、下生殖道感染、流产与分娩并感染、寄生虫感染、手术创伤等。主要临床症状为下腹坠痛或腰骶部酸痛、发热、月经多、精神萎靡、食欲不振、失眠等，其中病情严重者容易引发不育症。中医认为，此病主要由邪毒内侵、情志失调、产后调摄失当和劳倦内伤所致。

方法一

取穴

肝俞穴、肾俞穴、命门穴、曲池穴。

◎ 肝俞穴：位于背部，在第九胸椎棘突下、后正中线旁开1.5寸处。

◎ 肾俞穴：位于腰部，在第二腰椎棘突下、后正中线旁开

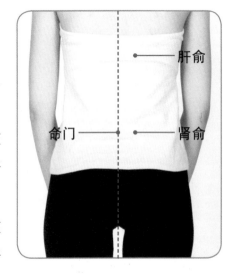

肝俞

命门   肾俞

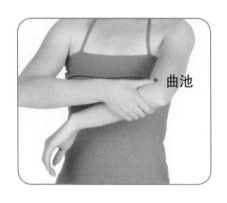

曲池

1.5 寸处。

◎ 命门穴：位于腰背部的后正中线上，在第二腰椎棘突下凹陷中。

◎ 曲池穴：位于肘横纹外侧端，在肱骨外上髁内缘凹陷处。

操作方法

闪罐法。让患者取合适的体位，分别对上述穴位进行拔罐。将火罐吸拔在穴位后，适度旋转后立即拔起火罐，如此反复吸拔，闪罐5~10次，直至皮肤潮红或出现紫红色瘀点。每日一次。

方法二

取穴

肾俞穴、关元穴、归来穴、阳陵泉穴、三阴交穴。

◎ 肾俞穴：位于腰部，在第二腰椎棘突下、后正中线旁开 1.5 寸处。

◎ 关元穴：位于下腹部，在前正中线上、脐中下 3 寸处。

◎ 归来穴：位于腹部，在脐中下 3 寸、前正中线旁开 2 寸处。

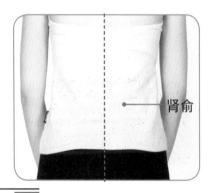

肾俞

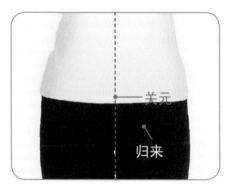

关元

归来

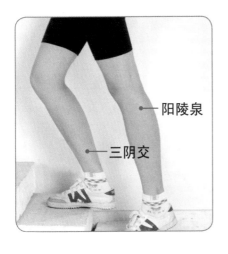

阳陵泉

三阴交

◎ 阳陵泉穴：位于小腿外侧，在膝下1寸、腓骨小头前下方凹陷中。

◎ 三阴交穴：位于小腿内侧，当足内踝尖上3寸、胫骨内侧缘后方。

操作方法

艾灸拔罐法。拔罐前，先艾灸以上穴位各15分钟，直至皮肤产生温热感和舒适感；然后对各穴进行吸拔，留罐10分钟。每日一次。需注意关元穴、归来穴拔罐力度不宜过大。

方法三

取穴

肝俞穴、肾俞穴、血海穴、地机穴、三阴交穴。

◎ 肝俞穴：位于背部，在第九胸椎棘突下、后正中线旁开1.5寸处。

◎ 肾俞穴：位于腰部，在第二腰椎棘突下、后正中线旁开1.5

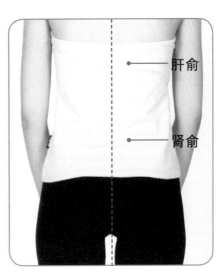

肝俞

肾俞

寸处。

◎ 血海穴：位于大腿内侧、髌底上端 2 寸处。

◎ 地机穴：位于小腿内侧、阴陵泉穴下 3 寸处。

◎ 三阴交穴：位于小腿内侧，当足内踝尖上 3 寸、胫骨内侧缘后方。

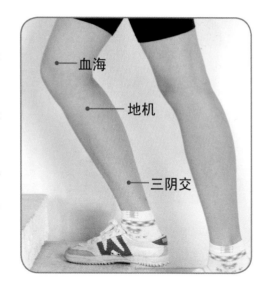

操作方法

刺血拔罐法。先进行常规消毒，然后用消毒过的三棱针轻轻点刺穴位，以微微出血为度；然后拔罐，留罐10分钟，直至皮肤上冒出较多血点。起罐后，擦干血迹，再次进行消毒，以防感染。每日一次。

注意事项

1. 注意阴道卫生，尤其是经期、术后和产后的卫生。

2. 治疗期间，避免房事。此外，经期时不宜过于劳累。

3. 坚持长期拔罐治疗。此病治疗周期较长，切忌中途停止治疗。

治疗乳腺炎——排毒透脓助通乳

乳腺炎是产褥期的常见疾病，是指乳腺的急性化脓性感染。主要由金黄色葡萄球菌或链球菌感染而引起。此外，喂乳不当也会造成细菌滋生，导致乳腺炎病症。乳腺炎可发生在哺乳期的任何时间。初期时，会出现乳头破裂、哺乳时乳头有刺痛感、乳汁结块、胸闷头痛、烦躁和食欲不振等症状；后期时，症状表现为乳块肿大不消或破溃出脓、持续性剧烈疼痛、皮色红、皮肤灼热、恶心厌食等。中医把乳腺炎称为"乳痈"，认为此病主要由肝郁气滞、疏泄失职使乳络不畅、乳汁蓄积所致。

方法一

取穴

阿是穴。

◎阿是穴：这里是指与胸部对应的背部疼痛点。

操作方法

走罐法。患者取俯卧位或坐位，露出背部，先消毒，之后将火罐吸拔在穴位上，然后用力拖住火罐沿着膀胱经和督脉的循行线上下移动，力道均匀适中，移动范围以不超过13厘米为度。反复走罐5～10次，直至出现红色瘀斑。每日一次。

方法二

取穴

膻中穴、乳根穴。

◎ 膻中穴：位于胸部，在两乳头连线的中点处。

◎ 乳根穴：位于胸部，在乳头直下、乳房根部，在第五肋间隙、距前正中线4寸处。

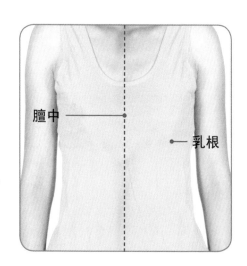

操作方法

刺络拔罐法。患者取仰卧位，对膻中穴和三棱针先进行消毒，然后用针点刺穴位，直至少量出血。最后将火罐吸附在穴位上，留罐10～15分钟。每日一次。

方法三

取穴

乳根穴、肩井穴。

◎ 乳根穴：位于胸部，当乳头直下、乳房根部，在第五肋间隙、距前正中线4寸处。

◎ 肩井穴：位于肩上，在大椎穴与肩峰连线之中点。

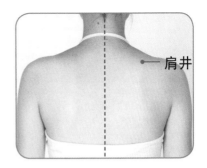

操作方法

刺络拔罐法。患者取坐位，先对两穴位和三棱针消毒，然后分别对两个穴位进行针刺、拔罐。留罐15分钟，起罐后，擦拭血迹，用棉球消毒。每日一次。

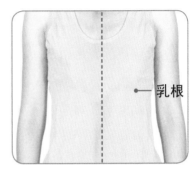

注意事项

1. 拔罐治疗期间，可以配合按摩疗法。如果病症严重，出现化脓症状，需就医治疗。

2. 注意乳房卫生，定时清洗；哺乳期及时排出乳汁，避免乳汁淤积。

3. 禁止孩子含乳头睡觉。

治疗失眠——调和肝脾宁心神

失眠又称"睡眠障碍"，是一种常见病，主要是指因无法入睡或无法保持睡眠状态和睡眠质量较差而导致的睡眠不足。失眠的原因包括身体疾病、生理病症、环境适应性、心理问题、精神状态、服用药物等。主要临床症状为入睡困难、睡眠时间和深度不足，同时伴随精神不振、身体疲劳、多梦、心悸、健忘、胸痹、食欲减退和头晕目眩等症状。中医认为，失眠与情志不和、饮食内伤、年迈、禀赋不足、心虚胆怯、肝气郁结、脏腑功能运行失调和阴阳之气运行不畅有关。此外，目睹异象、涉险临危，也会造成心胆气虚、噩梦缠身、夜不能寐。

方法一

取穴

心俞穴、脾俞穴、内关穴、神门穴。

◎ 心俞穴：位于背部，在第五胸椎棘突下、后正中线旁开 1.5 寸处。

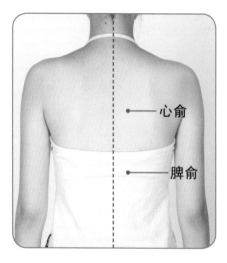

心俞

脾俞

◎ 脾俞穴：位于背部，在第十一胸椎棘突下、后正中线旁开 1.5 寸处。

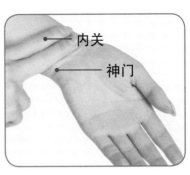

◎ 内关穴：位于腕臂内侧，在腕横纹上 2 寸中点处、掌长肌腱与桡侧腕屈肌腱之间。

◎ 神门穴：在人体腕横纹尽头靠近小指侧、尺侧腕屈肌腱的桡侧凹陷处。

操作方法

走罐法。患者取俯卧位，露出背部，先在背部涂抹润滑油，然后从心俞穴开始，向脾俞穴来回拉动火罐。力度宜均匀轻柔，如此反复20～30下，直至皮肤潮红。走罐结束后，再用小号火罐吸拔在心俞穴、内关穴和神门穴上，各留罐10分钟。每日一次。

- -

方法二

取穴

肝俞穴、内关穴、神门穴、太冲穴。

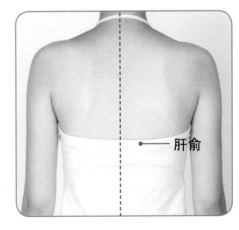

◎ 肝俞穴：位于背部，在第九胸椎棘突下、后正中线旁开 1.5 寸处。

◎ 内关穴：位于人体腕臂内侧，在腕横纹上 2 寸中点处、掌长肌腱与桡侧腕屈肌腱之间。

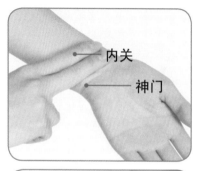

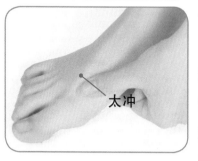

◎ 神门穴：在人体腕横纹尽头靠近小指侧，在尺侧腕屈肌腱的桡侧凹陷处。

◎ 太冲穴：位于足背，在第1、2跖骨结合部之前凹陷处。

操作方法

留罐法和刺络拔罐法。先对拔罐部位的肌肤消毒，然后采用留罐法分别对肝俞穴、神门穴和内关穴进行拔罐，留罐10分钟。最后用消毒过的三棱针点刺太冲穴，以少量出血为度，此穴位只点刺不拔罐，刺出血后用干净棉球擦去血迹即可。此疗法每日一次。

方法三

取穴

心俞穴、胃俞穴、肾俞穴、神门穴、三阴交穴。

◎ 心俞穴：位于背后，在第五胸椎棘突下、后正中线旁开1.5寸处。

◎ 胃俞穴：位于背部，在第十二胸椎棘突下、后正中

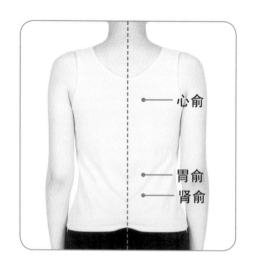

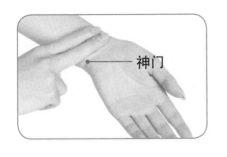
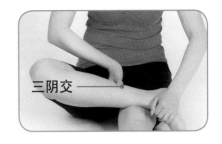

线旁开 1.5 寸处。

◎ 肾俞穴：位于腰部，在第二腰椎棘突下、后正中线旁开 1.5 寸处。

◎ 神门穴：在人体腕横纹尽头靠近小指侧、尺侧腕屈肌腱的桡侧凹陷处。

◎三阴交穴：位于小腿内侧,在足内踝尖上 3 寸、胫骨内侧缘后方。

操作方法

刺络拔罐法和多罐法。先对神门穴和三阴交穴附近肌肤进行消毒，然后用已消毒的三棱针轻轻点刺穴位，以微微出血为度，出血后不用拔罐，擦净血迹即可。最后让患者俯卧，在心俞穴、胃俞穴和肾俞穴附近肌肤上进行拔罐，留罐15～20分钟。此疗法每日一次。

注意事项

1. 患者应食用少盐或无盐食物，禁食辛辣、生冷食物以及虾蟹等水产品。

2. 经常开窗通气，以保持居室内空气新鲜。

治疗更年期综合征——疏肝解郁补肾阳

更年期综合征又称"围绝经期综合征"，是指女性绝经前后出现的一系列综合征，女性一般从 47 岁开始易患此病。此病主要由女性性激素分泌波动或减少所致的自主神经系统功能紊乱和内分泌失调引起。造成女性雌激素减少的原因可分为生理性、病理性和手术三种，当卵巢受损，就会牵连全身器官和组织发生退行性变化，诱发此病。主要临床症状为月经紊乱、面色潮红、身体乏力、经血过多或过少、盗汗、失眠、易怒、畏寒、心悸、焦虑不安、情绪多变、抑郁、记忆力下降、注意力不集中等。此病属于中医"绝经前后诸证"范畴，多由肾气不足、阴阳平衡失调所致。

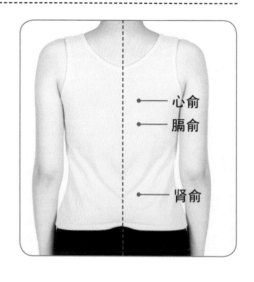

方法一

取穴

心俞穴、膈俞穴、肾俞穴、关元穴。

◎ 心俞穴：位于背后，在第五胸椎棘突下、后正中线旁开 1.5 寸处。

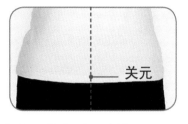

◎ 膈俞穴：位于背部，在第七胸椎棘突下、后正中线旁开 1.5 寸处。

◎ 肾俞穴：位于腰部，在第二腰椎棘突下、后正中线旁开 1.5 寸处。

◎ 关元穴：位于下腹部，在前正中线上、脐中下 3 寸处。

操作方法

多罐法。先让患者俯卧，然后依次拔罐于心俞穴、膈俞穴和肾俞穴，每穴留罐5～10分钟；再让患者取仰卧位，吸拔腹部关元穴，吸拔力度不宜过大，留罐时间为20分钟。每两日一次。

方法二

取穴

肺俞穴、胆俞穴、大肠俞穴。

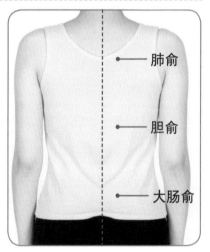

◎ 肺俞穴：位于背部，在第三胸椎棘突下、后正中线旁开 1.5 寸处。

◎ 胆俞穴：位于背部，在第十胸椎棘突下、后正中线旁开 1.5 寸处。

◎ 大肠俞穴：位于腰部，在第四腰椎棘突下、后正中线旁开 1.5 寸处。

操作方法

多罐法。让患者取俯卧位，然后对背部进行消毒，取火罐吸拔于以上穴位，留罐15～20分钟。每日一次。

方法三

取穴

肺俞穴、心俞穴、督俞穴、膈俞穴、肝俞穴。

◎ 肺俞穴：位于背部，在第三胸椎棘突下、后正中线旁开 1.5 寸处。

◎ 心俞穴：位于背后，在第五胸椎棘突下、后正中线旁开 1.5 寸处。

◎ 督俞穴：位于背部，在第六胸椎棘突下、后正中线旁开 1.5 寸处。

◎ 膈俞穴：位于背部，在第七胸椎棘突下、后正中线旁开 1.5 寸处。

◎ 肝俞穴：位于背部，在第九胸椎棘突下、后正中线旁开 1.5 寸处。

操作方法

刺络拔罐法。让患者取俯卧位，对三棱针和患者背部进行消毒，然后从以上穴位中选择两个或三个进行针刺，力度轻柔，不宜出血，以皮肤潮红为度。最后在刺过的穴位上进行拔罐，留罐15分钟。每日一次。

注意事项

1. 拔罐治疗期间，必须对患者的精神多加注意，必要时给予疏导，使其放松心情，保持愉悦的情绪。

2. 多食富含雌激素和钙的食物，如大豆、虾皮、芹菜等。

3. 建议患者多与人交往和沟通，以避免压抑情绪。

第三章

治疗生活中常见病的拔罐法

日常小病小恙，折磨着人们的身体。拔罐能有效调整脏腑阴阳平衡，疏通人体气血，增强机体免疫力，祛除各类风寒湿邪病症。

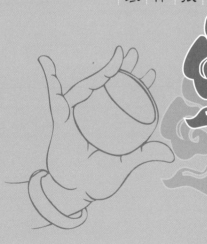

治疗偏头痛——疏风清热解疼痛

偏头痛是一种频繁发作的原发性头痛，一般头痛多为偏侧，有时头顶或后枕部也会感觉疼痛。偏头痛几乎反复发作，而且每次发作可持续数小时或几天。究其原因，多种因素可诱发偏头痛症状，如遗传、精神压力、睡眠过多或过少、气候变化、饮食、劳倦、内分泌、女性生理周期等。其中，情绪激动、气愤、焦虑等会加剧头痛症状。一般情况下，在偏头痛发作之前，会出现视物模糊和四肢麻木等先兆。具体发作时，头部会感到钝痛、胀痛、有压迫感和紧箍感，同时伴有眩晕、颈部僵硬、烦躁、心悸、胸闷气短、耳鸣、腰酸背痛等症状。中医认为，此病主要由于风邪侵体、情志内伤、饮食不节、忧思劳累等因素，使肝失疏泄、上扰清窍或脏腑功能失调、风袭脑络、瘀血阻络所致。

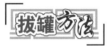

方法一

取穴

大椎穴、风门穴、肺俞穴、神道穴、肝俞穴。

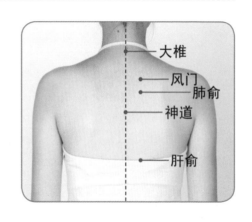

大椎
风门
肺俞
神道
肝俞

◎ 大椎穴：位于颈部下端，在后正中线上、第七颈椎棘突下凹陷中。

◎ 风门穴：位于背部，在第二胸椎棘突下、后正中线旁开 1.5 寸处。

◎ 肺俞穴：位于背部，在第三胸椎棘突下、后正中线旁开 1.5 寸处。

◎ 神道穴：位于背部，在后正中线上、第五胸椎棘突下凹陷中。

◎ 肝俞穴：位于背部，在第九胸椎棘突下、后正中线旁开 1.5 寸。

操作方法

刺血拔罐法。患者取俯卧位，先对拔罐穴位进行消毒，然后把已消毒的三棱点刺入以上穴位，点刺深度不易深，手法讲究快和准。起针后将火罐吸拔在各穴上，留罐10～15分钟。每两日一次。需注意背上点刺穴位较危险，非专业人员行针刺易出现气胸，故不宜行针刺。用三棱针点刺或梅花针叩刺较为安全。

方法二

取穴

肝俞穴、太阳穴、太冲穴。

◎ 肝俞穴：位于背部，在第九胸椎棘突下、后正中线旁开 1.5 寸处。

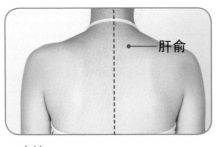

肝俞

◎ 太阳穴：位于耳郭前面，在眉梢和外眼角中点向后一横指的凹陷处。

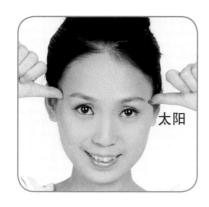

太阳

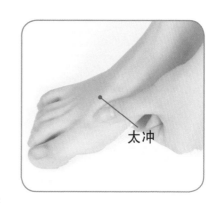

◎太冲穴：位于足背，在第一、二跖骨结合部之间凹陷处。

太冲

操作方法

刺络拔罐法。让患者俯卧，行常规消毒，先用三棱针点刺一侧肝俞穴，以微微出血为度，然后起针并迅速拔罐，留罐10～15分钟，至看到有大量血点冒出为止。起罐后，擦干血渍，再进行消毒。背部拔罐结束后，如果疼痛症状明显，可以再针刺同侧太阳穴和对侧太冲穴，得气后留针15分钟。每日一次。

方法三

取穴

风池穴、太阳穴、肝俞穴。

◎风池穴：位于项部，当枕骨之下、头额后面大筋的两旁与耳垂平行处，在胸锁乳突肌与斜方肌上端之间的凹陷处。

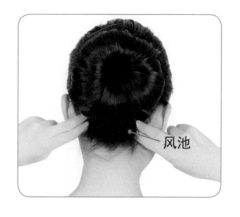

风池

◎ 太阳穴：位于耳郭前面，在眉梢和外眼角中点向后一横指的凹陷处。

◎ 肝俞穴：位于人体背部，在第九胸椎棘突下、后正中线旁开1.5寸处。

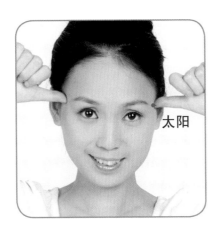
太阳

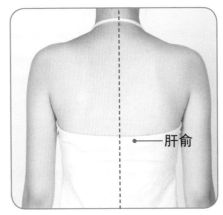
肝俞

操作方法

留罐法。先对上述拔罐穴位进行消毒，然后选用大小适宜的罐具对各穴进行拔罐。在太阳穴拔罐时，可以配合针刺疗法，但体虚者不宜进行针刺。各穴留罐时间为10分钟，每日一次。

注意事项

1. 尽量避免情绪激动，培养乐观精神。

2. 不宜过度劳累，注意休息，保证充足睡眠。

3. 多吃鱼、小米、黄豆、花生等食物，少喝咖啡和少食用巧克力。

治疗低血压——补益气血止晕眩

低血压主要是指体循环动脉压力低于正常的状态。造成血压降低的主要因素包括心脏排血量减少、周围血管阻力下降和循环血量不足。此外，人体某一器官或系统出现疾病也会导致血压降低，如大出血、急性心肌梗死、严重创伤、感染等。低血压以头痛、头晕、食欲不振、黑蒙、疲劳、抑郁、脸色苍白、听力下降、消化不良、出冷汗、心悸、呼吸困难和少尿为主要临床症状，其中病症严重者会出现晕厥和休克。中医认为，低血压轻者属"眩晕"、重者属"厥证"范畴，多由脾肾两亏、气血两虚、清阳不升、血不上荣、髓海空虚所致。

方法一

取穴

膻中穴、中脘穴、气海穴、膈俞穴、脾俞穴、肾俞穴、关元穴、涌泉穴、足三里穴、三阴交穴。

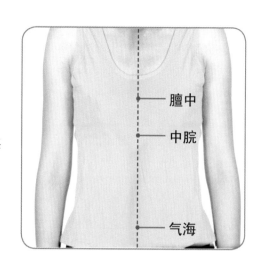

膻中

中脘

气海

◎ 膻中穴：位于腹部，在前正中线上、两乳头连线中点。

◎ 中脘穴：位于上腹部，在前正中线上、脐上 4 寸处。

◎ 气海穴：位于下腹部，在前正中线上、脐中下 1.5 寸处。

◎ 膈俞穴：位于背部，在第七胸椎棘突下、后正中线旁开 1.5 寸处。

◎ 脾俞穴：位于背部，在第十一胸椎棘突下、后正中线旁开 1.5 寸处。

◎ 肾俞穴：位于腰背部，在第二腰椎棘突下、后正中线旁开 1.5 寸处。

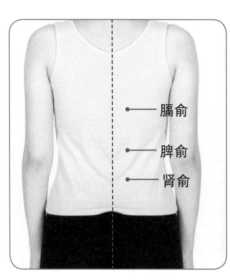

膈俞

脾俞

肾俞

◎ 关元穴：位于下腹部，在前正中线上、肚脐下方 3 寸处。

◎ 涌泉穴：位于足底部，在第二和第三脚趾缝与足跟连线前 1/3 的凹陷中。

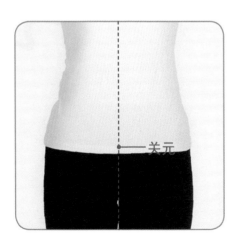

关元

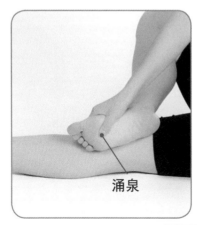

涌泉

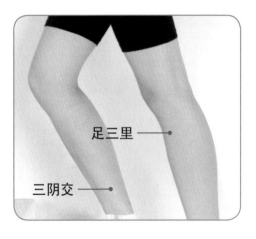

◎ 足三里穴：位于小腿前外侧，在外膝眼下四横指、胫骨外缘一横指处。

◎ 三阴交穴：位于小腿内侧，当足内踝尖上 3 寸、胫骨内侧缘后方。

操作方法

多罐法。先让患者取仰卧位，对膻中、中脘、气海、足三里、三阴交穴进行拔罐，留罐10～15分钟。起罐后，再让患者取俯卧位，拔罐于膈俞、脾俞、肾俞、关元和涌泉穴，留罐10～15分钟。每日一次。

方法二

取穴

厥阴俞穴、命门穴、神阙穴、曲池穴、足三里穴。

◎ 厥阴俞穴：位于背部，在第四胸椎棘突下、后正中线旁开 1.5 寸处。

◎ 命门穴：位于腰背部，在后正中线上、第二腰椎棘突下凹陷中。

◎ 神阙穴：即肚脐，位于脐窝

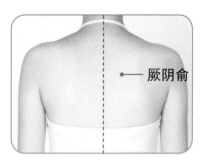

厥阴俞

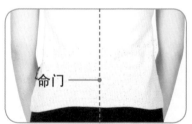

命门

正中处。

◎ 曲池穴：位于肘部，在肱骨外上髁内缘凹陷处。

◎ 足三里穴：位于小腿前外侧，在外膝眼下四横指、胫骨外缘一横指处。

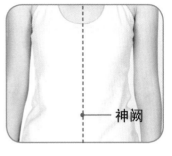
神阙

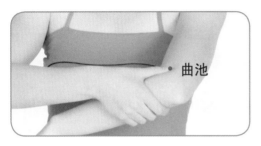
曲池

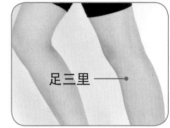
足三里

操作方法

艾灸拔罐法。先准备一些姜片，分别敷在上述穴位上；然后准备艾条，隔着姜片温灸穴位，时间为2~3分钟，以感觉温热为度。艾灸结束后，对以上穴位进行拔罐，留罐15~20分钟。每日一次。

注意事项

1. 在拔罐治疗的同时，可以配合按摩手法，如按摩百会穴和涌泉穴等。

2. 早晨起床之后，不宜立即进行剧烈运动，以防血压突然下降。

3. 多食用富含维生素和高胆固醇的食物，如鸡蛋、鱼、桂圆、莲子等，忌食菠菜、萝卜、芹菜等降血压的食物。

治疗感冒——补中益气驱风邪

感冒又名"伤风"，是指由多种病毒引起的一种常见的、多发的上呼吸道感染疾病，主要病因为细菌或病毒感染。感冒一年四季皆可发病，其中冬、春是最常患病季节。根据发病病机的不同，一般把感冒分为普通感冒、流行性感冒和上呼吸道感染三类。主要症状为发热流汗、怕冷、头痛、咳嗽、鼻塞流涕、全身无力、酸痛、咳痰、咽喉肿痛、口干渴、胸闷、纳呆等。中医认为，感冒多由素体虚弱、外感风邪伤肺所致。

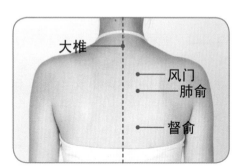

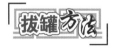

方法一

取穴

大椎穴、风门穴、肺俞穴、督俞穴。

◎ 大椎穴：位于颈部下端，在后正中线上、第七颈椎棘突下凹陷中。

◎ 风门穴：位于背部，在第二胸椎棘突下、后正中线旁开 1.5 寸处。

◎ 肺俞穴：位于背部，在第三胸椎棘突下、后正中线旁开 1.5 寸处。

◎ 督俞穴：位于背部，在第六胸椎棘突下、后正中线旁开 1.5 寸处。

操作方法

走罐法。让患者取俯卧位或坐位，露出背部，涂以润滑油。先将火罐吸拔在大椎穴上，然后用一手握住火罐底部，向下沿着膀胱经穴位（如风门穴、肺俞穴等穴）来回拉动火罐。反复拉动20～30下，直至皮肤呈紫红色为止。走罐结束后，将罐吸拔在大椎、肺俞穴上各20分钟。此疗法每日一次。

方法二

取穴

大椎穴、肺俞穴、曲池穴、印堂穴、太阳穴。

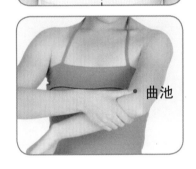

◎ 大椎穴：位于颈部下端，在后正中线上、第七颈椎棘突下凹陷中。

◎ 肺俞穴：位于背部，在第三胸椎棘突下、后正中线旁开 1.5 寸处。

◎ 曲池穴：屈肘成直角，在肘横纹外侧端与肱骨外上髁连线中点。

◎ 印堂穴：位于前额部，在两眉头连线中点，即与前正中线交叉处。

◎ 太阳穴：位于耳郭前面，在眉梢和外眼角中点向后一横指的凹陷处。

操作方法

留罐法。让患者取合适的体位，分别将大小不等的火罐吸拔在上述穴位上，留罐10～15分钟，直至皮肤潮红。每日一次。

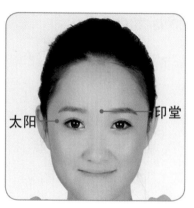
太阳　印堂

方法三

取穴

大椎穴、合谷穴、尺泽穴、曲池穴。

◎ 大椎穴：位于颈部下端，在后正中线上、第七颈椎棘突下凹陷中。

◎ 合谷穴：位于大拇指和食指的虎口间。在手背的第1、2掌骨间，当第二掌骨桡侧中点处。

◎ 尺泽穴：位于手肘横纹中，在肱二头肌腱桡侧凹陷处。

◎ 曲池穴：屈肘成直角，在肘横纹外侧端与肱骨外上髁连线中点。

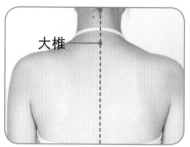
大椎

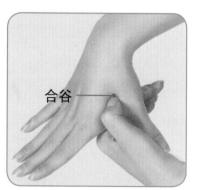
合谷

操作方法

留罐法。患者取合适体位，分别将火罐吸拔在上述穴位上，留罐15～20分钟，直至皮肤潮红。每日一次。

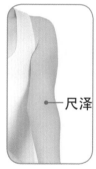
尺泽

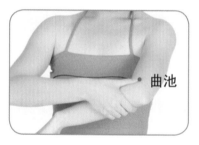
曲池

方法四

取穴

大椎穴、肺俞穴、风池穴。

◎ 大椎穴：位于颈部下端，在后正中线上、第七颈椎棘突下凹陷中。

◎ 肺俞穴：位于背部，在第三胸椎棘突下、后正中线旁开 1.5 寸处。

◎ 风池穴：位于项部，在枕骨之下、头额后面大筋的两旁与耳垂平行处。

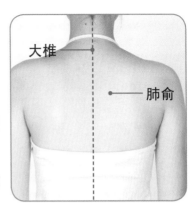

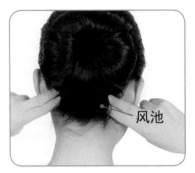

操作方法

刺络拔罐法。患者取坐位，露出背部。先对拔罐穴位肌肤和三棱针进行消毒，然后用针点刺穴位，少量出血即可。出血之后立即将火罐吸拔于穴位上，留罐15～20分钟。拔罐结束后，擦净血迹，并用酒精棉球再次进行消毒。两日一次。

注意事项

1. 拔罐治疗期间，一定要注意裸露背部的保暖；拔罐结束后，需及时穿好衣服，以防受风着凉。

2. 禁食辛辣、油腻和生冷食物。

治疗牙痛——泻火消炎消疼痛

牙痛是一种最为常见的口腔病症，主要是指牙齿及牙周因各种原因而引起的疼痛。一些牙齿疾病是诱发牙痛的主要因素，如龋齿遇冷、热、酸、甜时产生疼痛。此外，牙齿损伤、急慢性牙髓炎、急慢性牙龈牙周炎、口齿不洁等均会造成牙齿疼痛。其主要症状为牙龈红肿、冷热刺激后剧痛、面部肿胀等。中医认为，牙痛多由胃火上升、虚火上炎、外感风邪、虫蚀牙齿和肾阴不足等因素所致，当邪毒入侵牙体及牙龈时瘀阻脉络而引发牙痛。

方法一

取穴

阿是穴、颊车穴、合谷穴、内庭穴、胃俞穴。

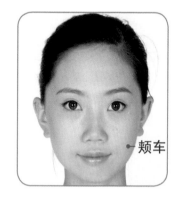

颊车

◎ 阿是穴：牙痛的压痛点即是阿是穴。

◎ 颊车穴：位于头部侧面，在下颌骨边角向鼻子方向延伸一横指距离的凹陷处，咀嚼时隆起，按压时凹陷。

◎ 合谷穴：位于拇指和食指的虎口间。将拇指和食指张成45度角，

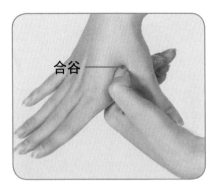

合谷

两指延长角的交点处即是该穴。

◎ 内庭穴：位于足背，在第二、三趾缝间的凹陷处。

◎ 胃俞穴：位于背部，在第十二胸椎棘突下、后正中线旁开 1.5 寸处。

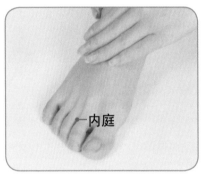

内庭

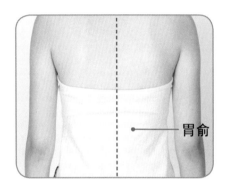

胃俞

操作方法

刺络拔罐法。消毒穴位处皮肤和三棱针，找到阿是穴，用三棱针快速点刺放血，点刺1~4下，然后拔罐。其余穴位叩刺（内庭穴除外），以微微出血为度，再进行拔罐，留罐5~10分钟。最后擦净血迹，再用酒精棉球消毒，依照此法每日治疗一次。

方法二

取穴

大杼穴、心俞穴、督俞穴、胃俞穴。

◎ 大杼穴：位于背部，在第一胸椎棘突下、后正中线旁开 1.5 寸处。

◎ 心俞穴：位于背部，在第五胸椎棘突下、后正中线旁开 1.5 寸处。

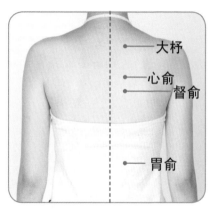

◎ 督俞穴：位于背部，在第六胸椎棘突下、后正中线旁开 1.5 寸处。

◎ 胃俞穴：位于背部，在第十二胸椎棘突下、后正中线旁开 1.5 寸处。

操作方法

走罐法。患者取俯卧位，在裸露的背部涂抹润滑油，先将火罐吸附于大杼穴上，然后一手握住火罐底部，沿着膀胱经来回走罐，直至胃俞穴。上下来回走罐15~30次，以皮肤潮红为度。每周两次。

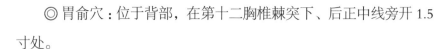

方法三

取穴

下关穴、翳风穴、合谷穴、太溪穴。

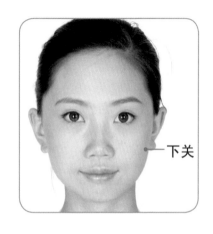

◎ 下关穴：位于面部耳前方一横指处，在颧弓下缘与下颌切迹所形成的凹陷中，即张口时隆起处。

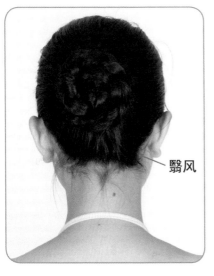

◎ 翳风穴：位于耳垂后，在乳突与下颌骨之间的凹陷处。

◎ 合谷穴：位于拇指和食指的虎口间。

◎ 太溪穴：位于足内侧，在内踝高点与脚跟骨筋腱间连线中点的凹陷处。

翳风

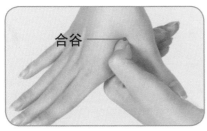

合谷

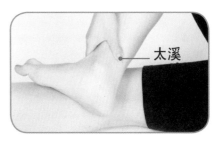

太溪

操作方法

刺络拔罐法。选用毫针，先对毫针和穴位处肌肤进行消毒，然后针刺穴位，留针20~30分钟。起针后除太溪穴之外的其他穴位都进行拔罐，留罐10~15分钟。每日治疗一次。

注意事项

1. 早晚刷牙，饭后漱口，保持口腔卫生。

2. 多吃清热泻火食物，如苦瓜和丝瓜等；少吃过冷过热和刺激性强的食物。

治疗腹胀——健脾和胃消胀痛

腹胀是一种较为常见的肠胃功能紊乱症状，多以胃肠道内吸入过量气体而致腹部胀大或胀满不适为主要特征。多种原因可引起腹胀，如胃肠道胀气、进食习惯、疾病、消化不良、腹水和腹腔肿瘤等。其主要症状为脘腹及脘腹以下的整个下腹部有胀满感，叩之如鼓，并伴有便秘、嗳气、食欲不振、四肢乏力、呕吐、腹泻等症状。中医认为，腹胀多由脾胃损伤、情志不舒、肝气失调、湿热蕴结等所致。

方法一

取穴

脾俞穴、内关穴、中脘穴、足三里穴、丰隆穴。

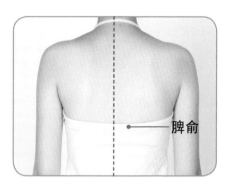

脾俞

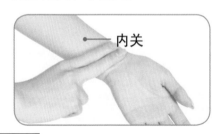

内关

◎ 脾俞穴：位于背部，在第十一胸椎棘突下、后正中线旁开1.5寸处。

◎ 内关穴：位于腕臂内侧，

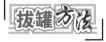

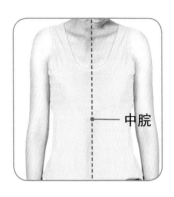

在腕横纹上 2 寸中点处，掌长肌腱与桡侧腕屈肌腱之间。

◎ 中脘穴：位于腹部，在脐上 4 寸的前正中线上。

◎ 足三里穴：位于小腿前外侧，在犊鼻穴下 3 寸、胫骨前嵴外一横指处。

◎ 丰隆穴：位于小腿前外侧，在外踝尖上 8 寸处。

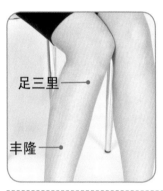

操作方法

留罐法。选取合适的体位，依次对背部、腹部、腕部和腿部穴位进行拔罐，各穴留罐10分钟。每日一次。

方法二

取穴

肝俞穴、胃俞穴、期门穴、章门穴、中脘穴、天枢穴。

◎ 肝俞穴：位于背部，在第九胸椎棘突下、后正中线旁开 1.5 寸处。

◎ 胃俞穴：位于背部，在第十二胸椎棘突下、后正中线旁开1.5寸处。

◎ 期门穴：位于胸部乳头正下方，在第六肋间隙、前正中线旁开 4 寸处。

◎ 章门穴：位于侧腹部，在第十一肋骨骨端的下方。

◎ 中脘穴：位于腹部，在前正中线上、脐中上 4 寸处。

◎ 天枢穴：位于腹部，在肚脐两侧 2 寸处。

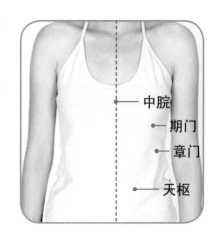

操作方法

多罐法。先让患者取俯卧位，将火罐吸拔于肝俞穴和胃俞穴上，留罐10分钟。再让患者取仰卧位，在胸腹部穴位拔罐，留罐10分钟，以皮肤充血为度。此疗法每日一次。

方法三

取穴

大椎穴、风门穴、身柱穴、脾俞穴、中府穴。

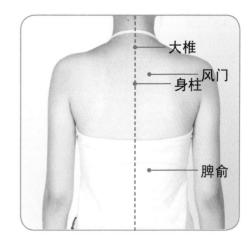

◎ 大椎穴：位于背部，在后正中线上、第七颈椎棘突下凹陷中。

◎ 风门穴：位于背部，在第二胸椎棘突下、后正中线旁开 1.5 寸处。

◎ 身柱穴：位于背部，在后正中线上、第三胸椎棘突下凹陷中。

◎ 脾俞穴：位于背部，在第十一胸椎棘突下、后正中线旁开 1.5

寸处。

◎ 中府穴：位于胸前壁外上方，在云门穴下方1寸处。距前正中线旁开6寸、平第一肋间隙处。

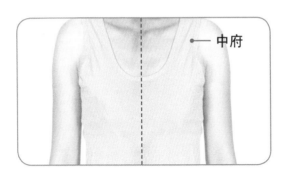
—— 中府

操作方法

密排罐法。（注：此法不适合体弱者。）让患者先俯卧再仰卧，将火罐排列吸附于上述穴位上，留罐20分钟，直至皮肤充血。每日一次。

注意事项

1. 合理进食，避免狼吞虎咽和暴饮暴食，多吃易消化食物，忌食油腻。

2. 饭后适当做些舒缓运动，以帮助消化。

3. 克服不良情绪，避免精神刺激，预防气机郁滞引发腹胀。

治疗腹泻——运化脾湿养脾脏

腹泻又称"泄泻"，是指排便次数超过日常习惯，且粪质稀薄兼含有未消化食物或脓血、黏液等的一种病症。腹泻一般可分为急性和慢性两种，其中急性可持续两周，而慢性可持续数月。中医认为，腹泻与脾胃、肝肾和大小肠有关，多由感受外邪、饮食不节、七情不和、脏腑虚弱、脾胃失常所致。

方法一

取穴

水分穴、天枢穴、上巨虚穴、阴陵泉穴。

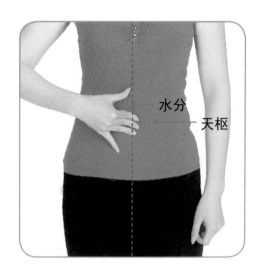

◎ 水分穴：位于腹部，在前正中线上、脐上 1 寸处。

◎ 天枢穴：位于腹部，在肚脐两侧 2 寸处。

◎ 上巨虚穴：位于小腿前外侧，在犊鼻下 6 寸、足三里下 3 寸处。

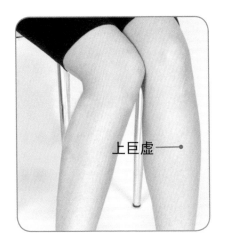

上巨虚

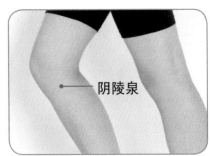

◎ 阴陵泉穴：位于小腿内侧、胫骨内侧髁下方凹陷处。

阴陵泉

操作方法

先让患者取仰卧位，将火罐吸附于腹部穴位，留罐10～15分钟。再让患者侧卧，将火罐吸附于腿部穴位，此时宜选择口径略小的火罐，留罐10～15分钟，以皮肤充血为度。此疗法每日或隔日一次。

方法 ➋

取穴

脾俞穴、命门穴、中脘穴、神阙穴、天枢穴。

◎ 脾俞穴：位于背部，在第十一胸椎棘突下、后正中线旁开1.5寸。

◎ 命门穴：位于腰背部，

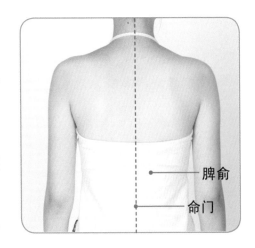

脾俞

命门

在后正中线上，在第二腰椎棘突下凹陷中。

◎ 中脘穴：位于腹部，在前正中线上、脐中上 4 寸处。

◎ 神阙穴：即肚脐，位于脐窝正中处。

◎ 天枢穴：位于腹部，在肚脐两侧 2 寸处。

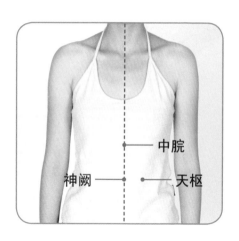

操作方法

　　艾灸拔罐法和留罐法。取仰卧位，露出肚脐，先在神阙穴上覆盖一层盐，然后用艾条温灸神阙穴，时间为 3～5 分钟，以产生温热感和舒适感为度。最后选取合适体位，吸拔其余各穴，留罐 10～15 分钟。此疗法每日一次。

方法三

取穴

　　大肠俞穴、小肠俞穴、足三里穴、下巨虚穴。

◎ 大肠俞穴：位于腰部，在第四腰椎棘突下、后正中线旁开 1.5 寸处。

◎ 小肠俞穴：位于骶部，

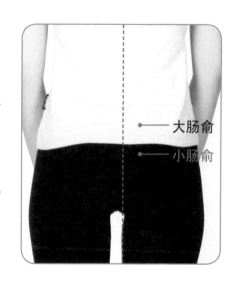

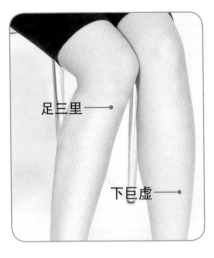

足三里

下巨虚

在第一骶椎左右二指宽处，与第一骶后孔齐平。

◎ 足三里穴：位于小腿前外侧，在外膝眼下四横指、胫骨边缘一横指处。

◎ 下巨虚穴：位于小腿前外侧，在犊鼻穴下9寸、上巨虚穴下3寸处。

操作方法

多罐法。先让患者仰卧，在大肠俞穴和小肠俞穴拔罐，留罐10~15分钟；然后让患者侧卧，吸拔足三里穴和下巨虚穴，留罐10~15分钟。起罐后，对穴位处皮肤进行消毒，以防感染。此疗法隔日一次。

注意事项

1. 腹泻患者不宜饮用牛奶，应多喝开水或米粥。

2. 日常禁食腐败变质、未煮熟和不洁食物，不宜饮用生水。

3. 定期对餐具进行消毒，同时饭前便后注意洗手。

治疗便秘——调理肠胃排便畅

便秘主要指排便困难，它是临床常见的一种复杂症状，通常伴随其他疾病出现。病因包括肠道病变、全身性病变、药物性病变和神经系统病变，如肿瘤、痔疮、脊髓损伤等疾病引起的便秘；而过多服用止痛剂和抗抑郁剂等药物，以及精神紧张、年老体弱、过食辛辣等，也会造成便秘。主要症状为排便次数减少且排便不畅、排便无规律、粪质干硬，并常伴有腹痛、失眠、烦躁、抑郁等症状。中医认为，便秘多由燥热内结、气机郁滞、津液不足和脾肾虚寒所致。

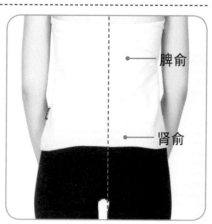

脾俞

肾俞

方法一

取穴

脾俞穴、肾俞穴、天枢穴、三阴交穴、照海穴。

◎ 脾俞穴：位于背部，在第十一胸椎棘突下、后正中线旁开 1.5 寸处。

◎ 肾俞穴：位于腰部，在第二腰椎棘突下、后正中线旁开 1.5 寸处。

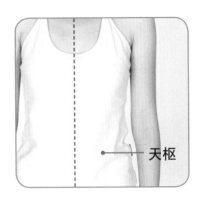

◎ 天枢穴：位于腹部，在肚脐两侧2寸处。

◎ 三阴交穴：位于小腿内侧，当足内踝尖上3寸、胫骨内侧缘后方。

◎ 照海穴：位于足内侧，在内踝尖下方凹陷处。

操作方法

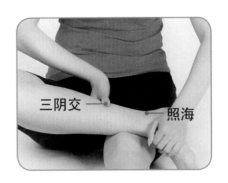

艾灸拔罐法。让患者先取俯卧位再取仰卧位，依次用艾条温灸上述穴位10～15分钟，直至皮肤产生红晕。再对各穴进行拔罐，留罐15分钟，以皮肤充血为度。起罐后，需对拔罐部位进行消毒处理。此疗法每日一次。

方法二

取穴

天枢穴、大横穴、气海穴、足三里穴。

◎ 天枢穴：位于腹部，在肚脐两侧2寸处。

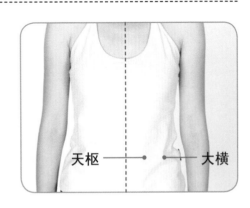

◎ 大横穴：位于腹中部，距脐中外侧4寸。

◎ 气海穴：位于下腹部，在前正中线上、脐中下1.5寸处。

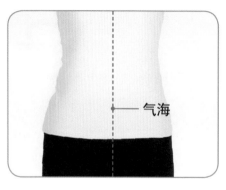
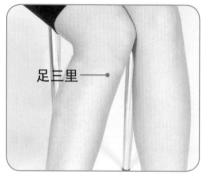

◎ 足三里穴：位于小腿前外侧，在外膝眼下四横指、胫骨边缘一横指处。

操作方法

拔罐法。对上述穴位拔罐10～15分钟，最好选用玻璃罐，以方便观察肌肤变化。起罐后，消毒穴位。此疗法每日一次。

方法三

取穴

神阙穴、天枢穴、气海穴、关元穴、足三里穴。

◎ 神阙穴：即肚脐，位于脐窝正中处。

◎ 天枢穴：位于腹部，在肚脐两侧2寸处。

◎ 气海穴：位于下腹部，

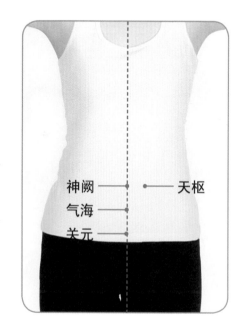

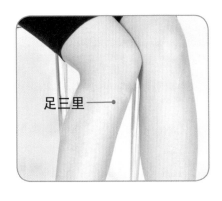
足三里——

在前正中线上、脐中下 1.5 寸处。

◎ 关元穴：位于下腹部，在前正中线上、脐中下 3 寸处。

◎ 足三里穴：位于小腿前外侧，在外膝眼下四横指、胫骨边缘一横指处。

操作方法

艾灸拔罐法。让患者取仰卧位，用艾条温灸各穴10～15分钟，以局部皮肤产生红晕为度。艾灸结束后，立即对穴位进行拔罐，留罐15分钟。此疗法每日一次。

注意事项

1. 治疗期间忌食生冷、辛辣和油腻食物，宜多吃芹菜、银耳、粗粮和豆制品。此外，少喝浓茶、咖啡和酒。

2. 积极进行体育锻炼，如跑步和打太极拳等，以加速体内新陈代谢，增强肠蠕动功能。

3. 早晨起床后，可以适当喝杯淡盐水或白开水，以促进肠胃消化。同时，按时吃早饭，以刺激胃肠蠕动。

治疗落枕——驱寒祛邪促循环

落枕又称"斜方肌综合征""失枕"，多发于青壮年人群，是指由睡眠姿势不正而引起的颈项疼痛或活动障碍。入睡时，当颈部离开枕头太久或姿势不正，就容易造成颈部急性肌肉痉挛、强直、酸胀和疼痛，进而致使头颈部转动失灵和活动障碍。落枕主要发生于晨起后，往往在睡前并无任何症状，主要表现为颈后部、上背部的一侧疼痛不适，有时两侧都会感到酸痛；严重时，头部会歪向疼痛的一侧而无法转动。中医认为，落枕多由感受外界风寒、湿邪侵体、痹阻颈部经络所致。

方法一

取穴

风池穴、大椎穴、膈俞穴、后溪穴、血海穴。

◎ 风池穴：位于项部，当枕骨之下、头额后面大筋的两旁与耳垂平行处。

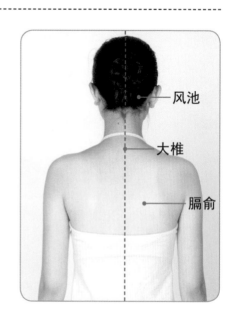

风池

大椎

膈俞

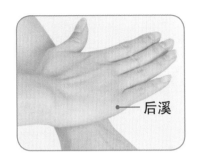

◎ 大椎穴：位于颈部下端，在后正中线上、第七颈椎棘突下凹陷中。

◎ 膈俞穴：位于背部，在第七胸椎棘突下、后正中线旁开 1.5 寸处。

◎ 后溪穴：位于手部，在第五指掌关节后尺侧的掌横纹头赤白肉际处。

◎ 血海穴：位于大腿内侧，在髌底上端 2 寸处。

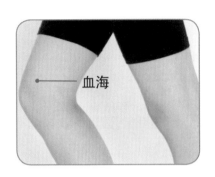

操作方法

针罐法与走罐法。常规消毒后，用梅花针轻轻叩刺上述穴位，至肌肤发红即可。除后溪穴外，在各穴上和火罐罐口涂抹润滑油，沿着穴位走向，来回拉动火罐，直至皮肤潮红为止，时间为10～15分钟。此疗法每日一次。

方法二

取穴

阿是穴、大椎穴、肩井穴、悬钟穴。

◎ 阿是穴：颈部压痛点即是。

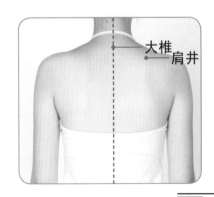

◎ 大椎穴：位于颈部下端，在后正中线上、第七颈椎棘突下凹陷中。

◎ 肩井穴：位于肩部，当大椎与肩峰端连线的中点处。

◎ 悬钟穴：位于小腿外侧，在外踝尖上3寸处。

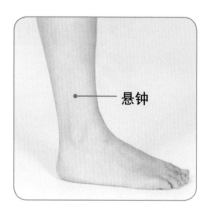

悬钟

操作方法

单罐法。玻璃火罐最佳。先让患者取坐位，然后依次将火罐吸拔于各穴上，留罐10～15分钟，以罐内皮肤出现瘀点为度。此疗法每日一次。

方法三

取穴

大椎穴、肩外俞穴、风门穴、合谷穴。

◎ 大椎穴：位于颈部下端，在后正中线上、第七颈椎棘突下凹陷中。

◎ 肩外俞穴：位于背部，在第一胸椎棘突下、后正中线旁开3寸处。

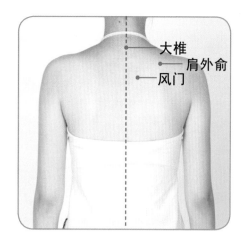

大椎
肩外俞
风门

◎ 风门穴：位于背部，在第二胸椎棘突下、后正中线旁开1.5

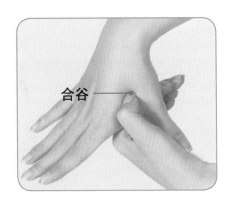

合谷

寸处。

◎合谷穴：位于拇指和食指的虎口间。将拇指和食指张成45度角，两指延长角的交点处即是该穴。

操作方法

刺络拔罐法、走罐法与艾灸拔罐法。准备好酒精棉球、梅花针、润滑油或红花油、艾条。让患者取俯卧位或坐位，先用梅花针轻轻叩刺穴位，在针刺部位涂抹润滑油或红花油，必要时在罐口也要涂抹一层润滑油，然后沿着穴位上下左右来回走罐，重复15～20次。起罐后，用艾条温灸各穴10分钟。此疗法每日一次。

注意事项

1. 选择适合颈部的睡枕，不宜过高或过低。

2. 睡觉时，避免颈部受凉，宜用被子遮盖颈部。

3. 改善不良的睡姿。

此外，工作时不宜长时间端坐，应适当活动颈部。

治疗空调病——温通经络驱寒气

空调病又称"空调综合征"，是指在空调环境下长时间活动所引起的各种不适反应。通常情况下，空调会产生大量的凉爽空气，为人们缓解暑热。但是，人如果长时间待在干燥且空气不流通的环境中，就会出现一些不适症状，如头晕、鼻塞、打喷嚏、嘴唇干裂、耳鸣、皮肤干燥、易过敏、身体乏力、关节肌肉疼痛及记忆力减退等。中医认为，空调病属于风寒证范畴，主要是由于感受风寒之邪，使机体阳气受损、肺胃之气郁闭所致。

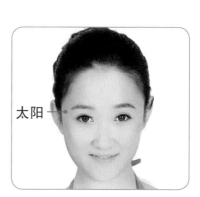

太阳

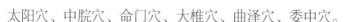

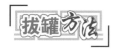

方法一

取穴

太阳穴、中脘穴、命门穴、大椎穴、曲泽穴、委中穴。

◎ 太阳穴：位于耳郭前面，在眉梢和外眼角中点向后一横指的凹陷处。

◎ 中脘穴：位于腹部，在前正中线上、脐中上 4 寸处。

◎ 命门穴：位于腰背部，在后正中线上、第二腰椎棘突下凹陷中。

◎ 大椎穴：位于颈部下端，在后正中线上、第七颈椎棘突下凹陷中。

◎ 曲泽穴：位于肘横纹中，在肱二头肌肌腱的尺侧缘。

◎ 委中穴：位于膝后，在腘窝正中处。

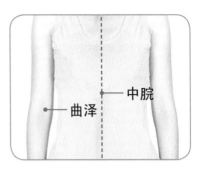

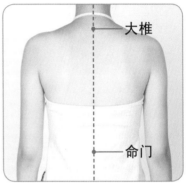

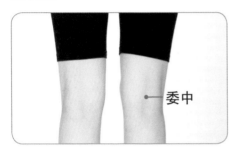

操作方法

留罐法和闪罐法。让患者取仰卧位，选择口径较小的火罐吸拔于太阳穴、委中穴和曲泽穴，留罐5~10分钟；然后选用稍大口径的火罐吸拔于中脘穴和命门穴，留罐10~15分钟；最后取俯卧位，对大椎穴进行拔罐，留罐10~15分钟。起罐后，对身体不适明显的部位（如背部，就选择大椎穴）再施行闪罐法，反复吸拔5~6次。此疗法每日一次。

方法二

取穴

印堂穴、中脘穴、梁门穴、关元穴、气海穴、三阴交穴、肩井穴、

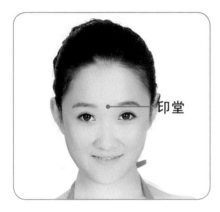
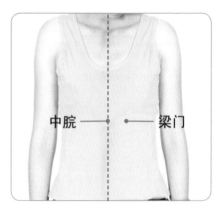

肺俞穴。

◎ 印堂穴：位于前额部，在两眉头连线中点，即与前正中线交叉处。

◎ 中脘穴：位于腹部，在前正中线上、脐中上 4 寸处。

◎ 梁门穴：位于腹部，在脐中上 4 寸、前正中线旁开 2 寸处。

◎ 关元穴：位于下腹部，在前正中线上、脐中下 3 寸处。

◎ 气海穴：位于下腹部，在前正中线上、脐中下 1.5 寸处。

◎ 三阴交穴：位于小腿内侧，在足内踝尖上 3 寸、胫骨内侧缘后方。

◎ 肩井穴：位于肩部，当大椎与肩峰端连线的中点处。

◎ 肺俞穴：位于背部，在第三胸椎棘突下、后正中线旁开 1.5 寸处。

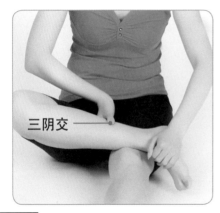
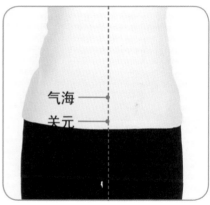

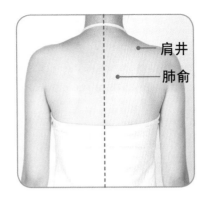

操作方法

　　多罐法。让患者取仰卧位，将火罐吸拔于上述相应穴位，留罐10～15分钟。再取俯卧位，在肩井穴和肺俞穴拔罐，留罐10～15分钟。此疗法每日一次。

方法三

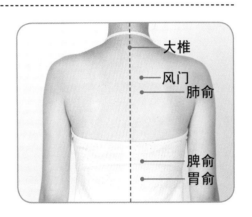

取穴

　　大椎穴、风门穴、肺俞穴、脾俞穴、胃俞穴、腰阳关穴、命门穴。

　　◎ 大椎穴：位于颈部下端，在后正中线上、第七颈椎棘突下凹陷中。

　　◎ 风门穴：位于背部，在第二胸椎棘突下、后正中线旁开1.5寸处。

　　◎ 肺俞穴：位于背部，在第三胸椎棘突下、后正中线旁开1.5寸处。

　　◎ 脾俞穴：位于背部，在第十一胸椎棘突下、后正中线旁开1.5寸处。

　　◎ 胃俞穴：位于背部，在第十二胸椎棘突下、后正中线旁开1.5寸处。

◎腰阳关穴：位于腰部，在后正中线上、第四腰椎棘突下凹陷中。

◎命门穴：位于腰背部，在后正中线上、第二腰椎棘突下凹陷中。

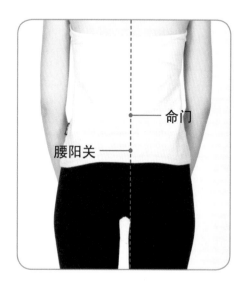

操作方法

走罐法。患者取俯卧位，先在背部和火罐罐口涂抹适量的润滑油，然后将火罐吸附于大椎穴，用右手握住火罐罐底，以均匀适中力度沿着一侧穴位向下拉动，拉至胃俞穴时再沿着另一侧穴位向上拉动，如此反复20~30次，以皮肤潮红为度。背部走罐结束后，擦净背部，再取俯卧位，将火罐吸拔于腰阳关穴和命门穴上，留罐10分钟。

注意事项

夏季时，不要长久待在空调环境下，应适当进行户外活动。此外，室内注意通风，以保持空气新鲜。

治疗痔疮——凉血止血培元气

痔疮主要包括内痔、外痔和混合痔三种，是指肛门直肠底部及肛门黏膜的静脉丛发生曲张而形成一个或多个柔软的静脉团的一种慢性疾病。其中发病在肛门内的为内痔，发病在肛门外的为外痔，内外均有的则属于混合痔。此病病因主要包括肛门腺及肛周感染、久坐、便秘、饮食不节、排便习惯、生活环境和遗传等。其主要症状为大便出血、颜色鲜红，伴有轻微肛门刺痛或灼痛、直肠坠痛、肛门溢流分泌物、肛门瘙痒等，严重者可诱发湿疹和贫血等疾病。中医认为，痔疮的发病与人体阴阳失调、外感六淫、饮食不节、月经失调、房事过度、脏腑虚弱有关。

方法一

取穴

大肠俞穴、气海穴、阴陵泉穴、承山穴、内庭穴。

◎ 大肠俞穴：位于腰部，在第四腰椎棘突、后正中线

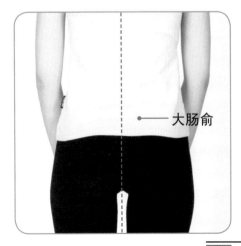

大肠俞

旁开 1.5 寸处。

◎ 气海穴：位于下腹部，在前正中线上、脐中下 1.5 寸处。

◎ 阴陵泉穴：位于小腿内侧，在膝下胫骨内侧凹陷中。

◎ 承山穴：位于小腿后侧正中，在腓肠肌肌腹下尖角凹陷中。

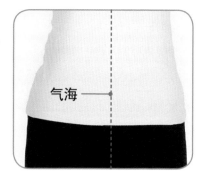
气海

◎ 内庭穴：位于足背，在第二、三趾缝间的凹陷中。

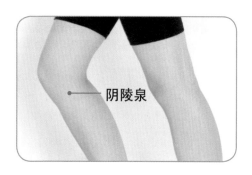
阴陵泉

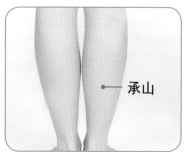
承山

操作方法

刺络拔罐法。让患者取俯卧位，先对上述穴位处肌肤和三棱针进行消毒，然后用三棱针点刺穴位，以微出血为度。再将火罐吸拔于出血穴位，留罐10～15分钟。起罐后，擦净血渍，再次对拔罐部位进行消毒。此疗法每日一次。

方法二

取穴

阴陵泉穴、承山穴、三阴交穴。

◎ 阴陵泉穴：位于小腿内侧，在膝下胫骨内侧凹陷中。

◎ 承山穴：位于小腿后侧正中，在腓肠肌肌腹下尖角凹陷处。

◎ 三阴交穴：位于小腿内侧，当足内踝尖上3寸处。

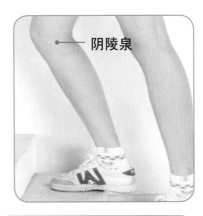

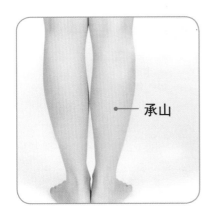

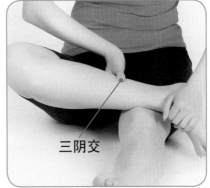

操作方法

刺络拔罐法。让患者取俯卧位，肌肤消毒后，用已消毒的梅花针轻轻叩刺上述穴位，力度不宜过大或刺入过深，至皮肤发红或充血即可；然后将大小适中的火罐吸拔于上述穴位，留罐10分钟。每日一次。

方法三

取穴

白环俞穴、腰俞穴、次髎穴、承山穴。

◎ 白环俞穴：位于骶部，在骶正中嵴旁 1.5 寸、平第四骶后孔处。

◎ 腰俞穴：位于腰部，在后正中线上、正当骶管裂孔处。

◎ 次髎穴：位于骶部，在髂后上棘内下方、适对第二骶后孔处。

◎ 承山穴：位于小腿后侧正中，在腓肠肌肌腹下尖角凹陷处。

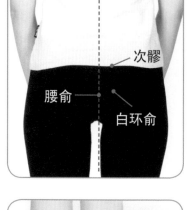

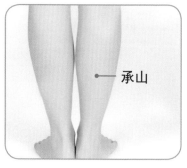

操作方法

留针拔罐法。让患者取俯卧位，对穴位处皮肤消毒后，选用已消毒的毫针刺入各穴，切忌刺入过深。刺入后留针进行拔罐，留罐 10～15分钟。起罐后，轻柔出针，然后再次进行消毒。此疗法每日一次。

注意事项

1. 拔罐治疗期间，忌食生冷和辛辣食物，避免抓挠患处和发生性行为。

2. 不宜蹲坐马桶太久，或工作时久坐。

3. 多吃水果、蔬菜和富含纤维素的食品，如苹果、胡萝卜和谷类。

治疗遗精——滋养肾脏调气血

遗精是指无性交活动时的射精行为，主要由性问题、长期手淫、早婚、房事过度、生殖器官局部病变等因素引起。遗精属于男性的正常生理现象，但如果遗精过于频繁，则需就医治疗。其主要症状为一周数次或一夜数次出现遗精或滑精，伴随头昏、耳鸣、健忘、烦躁不寐、腰酸、精神萎靡等症状。中医认为，遗精主要与肾虚、湿热下注有关，多由劳心太过、恣情纵欲，使肾虚不藏、精关不固所致。

方法一

取穴

心俞穴、肾俞穴、气海穴、三阴交穴。

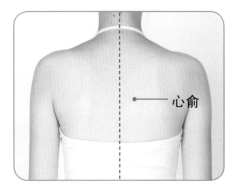

心俞

◎心俞穴：位于人体背后，在第五胸椎棘突、后正中线旁开 1.5 寸处。

◎肾俞穴：位于腰部，在第二腰椎棘突、后正中线旁开 1.5 寸处。

◎气海穴：位于下腹部，在前正中线上、脐下 1.5 寸处。

◎ 三阴交穴：位于小腿内侧，当足内踝尖上3寸、胫骨内侧缘后方。

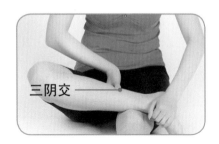

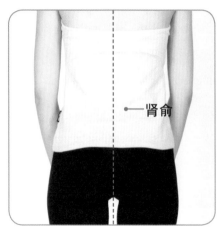

操作方法

单罐法。先取俯卧位，在心俞穴、肾俞穴拔罐，再取仰卧位，在其余穴位拔罐，各穴留罐10分钟，每日一次。

方法二

取穴

肾俞穴、命门穴、气海穴、关元穴。

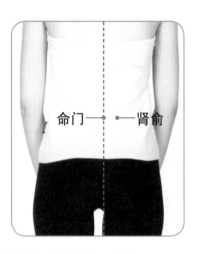

◎ 肾俞穴：位于腰部，在第二腰椎棘突、后正中线旁开1.5寸处。

◎ 命门穴：位于腰背部，在后正中线上、第二腰椎棘突下凹陷中。

◎ 气海穴：位于下腹部，在前正中线上、脐中下1.5寸处。

◎ 关元穴：位于下腹部，在前正中线上、脐中下3寸处。

操作方法

艾灸拔罐法。先取俯卧位再取仰卧位，依次将火罐吸拔于上述各穴，各留罐10分钟。起罐后，用艾条温灸各穴，艾条不宜离皮肤过近，以免烫伤肌肤，艾灸时间为10分钟。此疗法每日一次。

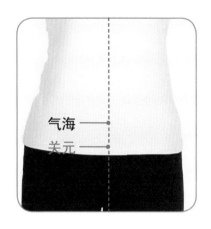

方法三

取穴

关元穴、中极穴、足三里穴、三阴交穴。

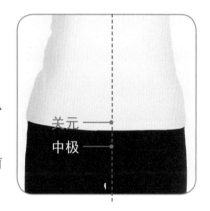

◎ 关元穴：位于下腹部，在前正中线上、脐中下3寸处。

◎中极穴：位于下腹部，在后正中线上、脐中下4寸处。

◎ 足三里穴：位于小腿前外侧，在犊鼻下3寸、胫骨前嵴外一横指处。

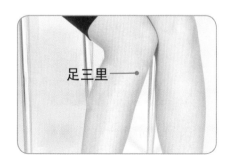

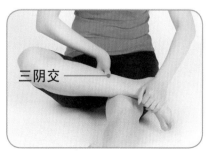

◎ 三阴交穴：位于小腿内侧，在足内踝尖上 3 寸、胫骨内侧缘后方。

操作方法

刺络拔罐法。对穴位处肌肤和三棱针进行消毒，然后取仰卧位，用针轻点刺穴位，以微微出血为度。之后对各穴进行拔罐，留罐10～15分钟。起罐后，擦净血渍，再次对拔罐部位进行消毒。此疗法隔日一次。

方法四

取穴

关元穴、神门穴、三阴交穴、太溪穴。

◎ 关元穴：位于下腹部，在前正中线上、脐中下 3 寸处。

◎ 神门穴：位于腕部，在腕横纹的尺侧端、尺侧腕屈肌腱的桡侧凹陷处。

◎ 三阴交穴：位于小腿内侧，在足内踝尖上 3 寸、胫骨内侧缘后方。

◎ 太溪穴：位于足内侧，在内踝尖与脚跟骨筋腱间的凹陷处。

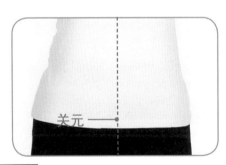

关元

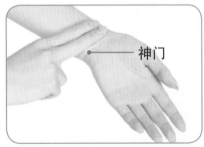

神门

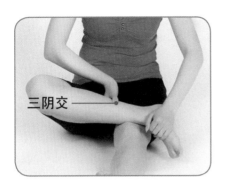

三阴交

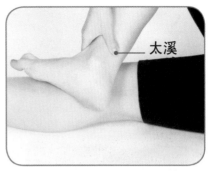

太溪

操作方法

　　单罐法。让患者取仰卧位，选用大小合适的火罐，吸附于上述各穴，留罐10分钟，每日一次。在神门穴用梅花针叩刺局部，不要求出血。

方法五

取穴

　　命门穴、志室穴、腰阳关穴、关元穴、三阴交穴。

　　◎ 命门穴：位于腰背部，在后正中线上、第二腰椎棘突下凹陷中。

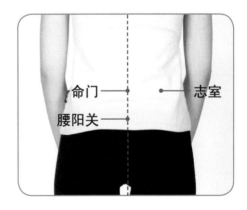

命门

腰阳关

志室

　　◎ 志室穴：位于腰部，在第二腰椎棘突下、后正中线旁开3寸处。

　　◎ 腰阳关穴：位于腰部，在后正中线上、第四腰椎棘突下凹陷中。

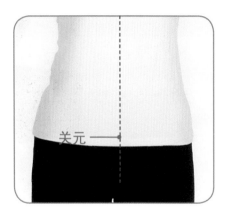 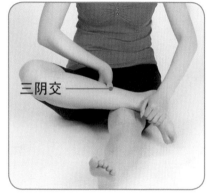

◎ 关元穴：位于下腹部，在前正中线上、脐中下 3 寸处。

◎ 三阴交穴：位于小腿内侧，在足内踝尖上 3 寸、胫骨内侧缘后方。

操作方法

艾灸拔罐法。选取合适的体位，对上述各穴进行拔罐，留罐10分钟。起罐后，用艾条温灸各穴，时间为10分钟，直至皮肤产生温热感。此疗法每日一次。

注意事项

少看情色电影，节制手淫。此外，饮食宜清淡，少食刺激性食物。

治疗痛经——温经散寒活气血

痛经是指妇女在经期及前后，腹部、腰部及其他部位感到剧烈疼痛的一种病症。此病是常见的妇科疾病，多由女性内分泌紊乱和宫颈口狭窄所致。如果经期时女性的子宫内膜整块脱落，那么经血就不能顺利流出，由此子宫出现收缩，导致腹部疼痛。此外，精神过于紧张，也会引起痛经。其主要症状为腹部和腰背部疼痛，且呈痉挛性、阵发性，严重时会伴随面色发白、冒冷汗、手足厥冷、四肢无力、食欲不振、恶心、呕吐、腹泻和头痛等症状。中医认为，痛经多由气滞血瘀、素体虚弱、寒湿凝滞、肝肾亏虚和气血运行不畅所致。

方法一

取穴

脾俞穴、气海穴、关元穴、足三里穴。

◎脾俞穴：位于背部，在第十一胸椎棘突下、后正中线旁开

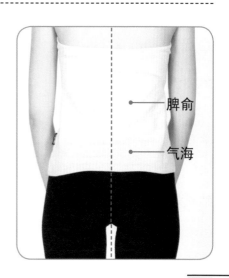

脾俞

气海

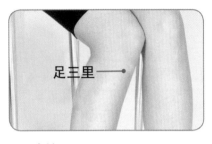

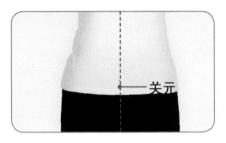

1.5 寸处。

◎ 气海穴：位于背部，在第三腰椎棘突下、后正中线旁开 1.5 寸处。

◎ 关元穴：位于下腹部，在前正中线上、脐中下 3 寸处。

◎ 足三里穴：位于小腿前外侧，在外膝眼下四横指、胫骨边缘一横指处。

操作方法

艾灸拔罐法。点燃艾条，温灸以上穴位15分钟，以皮肤产生温热感和舒适感为度；然后在各穴上拔火罐，留罐10分钟。此疗法每日一次。

- -

方法二

取穴

膈俞穴、肝俞穴、次髎穴、中极穴、血海穴。

◎ 膈俞穴：位于背部，在第七胸椎棘突下、后正中线旁开 1.5 寸处。

◎ 肝俞穴：位于背部，在第九胸椎棘突下、后正中线旁开 1.5 寸处。

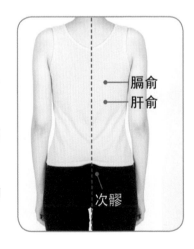

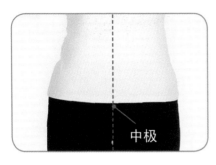

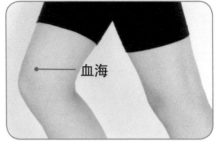

◎次髎穴：位于骶部，在髂后上棘与后正中线之间、适对第2骶后孔处。

◎中极穴：位于腹部，在前正中线上、脐中下4寸处。

◎血海穴：位于大腿内侧，在髌底上端2寸处。

操作方法

刺络拔罐法和单罐法。先让患者取俯卧位，对膈俞、肝俞两穴处皮肤进行消毒；然后用已做消毒处理的梅花针叩刺穴位，以少量出血为度；然后在针刺部位进行拔罐，留罐10~15分钟。起罐后，以少量出血为度。起罐后，擦血渍并消毒。然后取合适的体位，拔罐其余穴位，留罐10分钟。此疗法每日一次。

方法三

取穴

气海穴、曲泉穴、三阴交穴、太冲穴。

◎气海穴：位于下腹部，在前正中线上、脐中下1.5寸处。

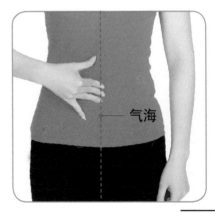

◎ 曲泉穴：位于腿部，在膝内侧横纹头上方凹陷处。

◎ 三阴交穴：位于小腿内侧，在足内踝尖上 3 寸、胫骨内侧缘后方。

◎ 太冲穴：位于足背，在第一、二跖骨结合部之间凹陷中。

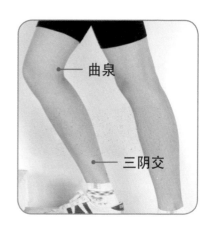

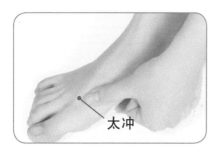

操作方法

刺络拔罐法和留罐法。太冲穴只针刺不拔罐，常规消毒后，用梅花针轻轻叩刺太冲穴，以皮肤微微出血为度。然后拔罐其余穴位，各留罐10分钟。每日一次。

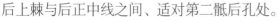

方法四

取穴

次髎穴、关元穴、归来穴、足三里穴、三阴交穴。

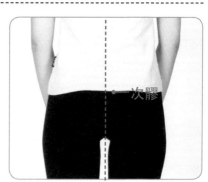

◎ 次髎穴：位于骶部，在髂后上棘与后正中线之间、适对第二骶后孔处。

◎ 关元穴：位于下腹部，在前正中线上、脐中下 3 寸处。

◎ 归来穴：位于腹中部，在脐中下 4 寸、前正中线旁开 2 寸处。

◎ 足三里穴：位于小腿前外侧，在外膝眼下四横指、胫骨外边缘一横指处。

◎ 三阴交穴：位于小腿内侧，在足内踝尖上3寸、胫骨内侧缘后方。

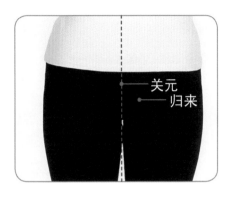
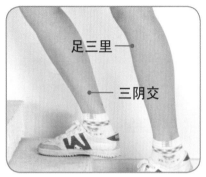

操作方法

留罐法。让患者取俯卧位，先拔罐次髎穴，留罐10～15分钟。起罐后，再吸拔其余穴位，留罐15～20分钟，以皮肤充血为度。此疗法每日一次。

方法五

取穴

水道穴、中极穴、地机穴、三阴交穴。

◎ 水道穴：位于下腹部，在脐中下3寸、前正中线旁开2寸处。

◎ 中极穴：位于腹部，在前

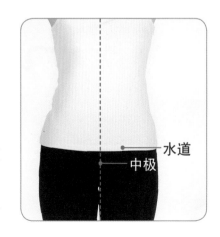

正中线上、脐中下 4 寸处。

◎ 地机穴：位于小腿内侧，
在阴陵泉穴下 3 寸处。

◎ 三阴交穴：位于小腿内
侧，在足内踝尖上 3 寸、胫骨内
侧缘后方。

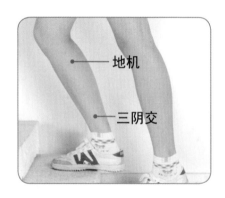

操作方法

艾灸拔罐法。让患者取仰卧位，将艾条点燃，温灸上述穴位
15分钟；然后选用大小适中的火罐吸拔于各穴，留罐10分钟。每
日一次。

注意事项

1. 禁食生冷、油腻和辛辣食物，多喝开水或红糖水。

2. 避免受凉，用热水泡脚。

3. 保持心情愉快，适当运动和休息。

治疗月经不调——疏肝扶脾调气机

月经不调是一种妇科常见病，主要是指月经周期和出血量发生异常而引起的身体症状。病因包括长期精神压抑或遭受重大刺激、经期受寒、过分节食、吸烟饮酒无节制、长期受到手机或电脑的电磁波辐射。以经期提前或延迟、月经过多或过少、持续时间长、小腹冷痛，以及白带增多、色黄或黄白、质稠、有味等为主要症状。此外，还伴有头晕、心胸烦闷、易怒、腹胀、腰酸、精神萎靡等症状。中医认为，月经不调主要由气血失调、肝脾功能失调、肝气郁滞、肾虚气衰、肾气不足所致。

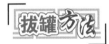

方法一

取穴

命门穴、腰俞穴、肾俞穴、次髎穴。

◎ 命门穴：位于腰背部，在后正中线上、第二腰椎棘突下凹陷中。

◎ 腰俞穴：位于腰部，在后正中线上、正当骶管裂孔处。

◎ 肾俞穴：位于腰部，在第二腰椎棘突下、后正中线旁开 1.5 寸处。

◎ 次髎穴：位于骶部，在髂后上棘与后正中线之间、适对第二骶后孔处。

操作方法

走罐法。先让患者取俯卧位，露出背部，涂抹适量的润滑油，然后将火罐吸拔在命门穴，向下走罐至腰俞穴，来回走罐10~20次，以皮肤出现瘀血为度；然后以同样方法走罐肾俞穴至次髎穴。此疗法每日一次。

方法二

取穴

肾俞穴、气海穴、关元穴、三阴交穴、照海穴。

◎ 肾俞穴：位于腰部，在第二腰椎棘突下、后正中线旁开1.5寸处。

◎ 气海穴：位于下腹部，在前正中线上、脐中下1.5寸处。

◎ 关元穴：位于下腹部，在前正中线上、脐中下3寸处。

◎ 三阴交穴：位于小腿内侧，在足内踝尖上3寸、胫骨内侧缘后方。

◎ 照海穴：位于足内侧，在内踝尖下方凹陷处。

操作方法

艾灸拔罐法。让患者取卧位，点燃艾条，对上述穴位进行温

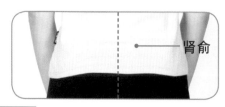
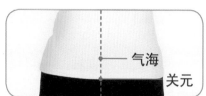

灸，时间为15分钟。温灸产生温热感之后，立即对各穴进行拔罐，留罐10分钟。每日一次。

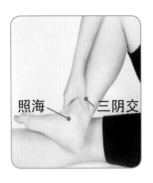

照海　　　　三阴交

方法 三

取穴

命门穴、腰俞穴、关元穴、血海穴。

◎ 命门穴：位于腰背部，在后正中线上、第二腰椎棘突下凹陷中。

◎ 腰俞穴：位于腰部，在后正中线上、正当骶管裂孔处。

◎ 关元穴：位于下腹部，在前正中线上、脐中下 3 寸处。

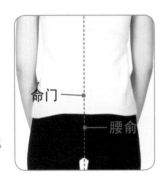

命门

腰俞

◎ 血海穴：位于大腿内侧，在髌底上端 2 寸处。

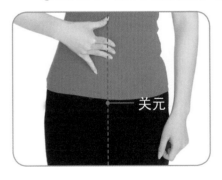

关元

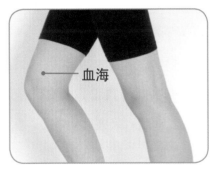

血海

操作方法

刺络拔罐法。在穴位处皮肤消毒之后，用已消毒的三棱针点刺各穴，点刺3~5下，直至微出血。再将火罐吸拔于各穴，留罐10~15分钟。起罐后，擦净血渍，再次对拔罐部位进行消毒。此疗法每日一次。

方法四

取穴

膈俞穴、肝俞穴、期门穴、中极穴、血海穴。

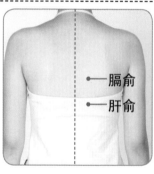

◎ 膈俞穴：位于背部，在第七胸椎棘突下、后正中线旁开 1.5 寸处。

◎ 肝俞穴：位于背部，在第九胸椎棘突下、后正中线旁开 1.5 寸处。

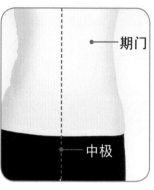

◎ 期门穴：位于胸部乳头正下方，在第六肋间隙、前正中线旁开 4 寸处。

◎ 中极穴：位于腹部，在前正中线上、脐中下 4 寸处。

◎ 血海穴：位于大腿内侧，在髌底上端 2 寸处。

操作方法

刺络拔罐法和留罐法。对穴位处肌肤进行消毒，用已消毒的梅花针叩刺膈俞穴和肝俞穴，轻刺出血。然后进行拔罐，留罐10分钟。起罐后，吸拔其余穴位，留罐10分钟。每日一次。

注意事项

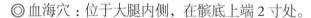

1. 治疗期间，注意保暖，避免受寒，切忌游泳和涉水等。

2. 注意饮食，禁食辣椒等辛辣食物，多吃桂圆和菠菜等。

3. 注意经期卫生，经期避免房事。

治疗百日咳——疏风宣肺镇痉咳

百日咳是一种由百日咳杆菌引起的急性呼吸道传染病，有一定的传染性，其中婴幼儿因为体内特异性抗体极少，所以最易感染。百日咳杆菌主要通过飞沫传播，然后进入人体气管、支气管黏膜，最终导致鼻咽发生病变。其主要症状为阵发性痉挛性咳嗽，咳嗽最长可持续 3 周，同时伴有咳痰、打喷嚏、流涕、低热、眼睑水肿、鼻出血、焦虑、情绪激动等并发症。中医认为，此病多由内蕴伏痰、外感时疫且侵袭入肺所致。

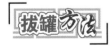

方法一

取穴

大椎穴、脾俞穴、肺俞穴、足三里穴。

◎ 大椎穴：位于颈部下端，在后正中线上、第七颈椎棘突下凹陷中。

◎ 肺俞穴：位于背部，在第三胸椎棘突下、后正中线旁开 1.5 寸处。

◎ 脾俞穴：位于背部，在第十一胸椎棘突下、后正中线旁开 1.5

寸处。

◎足三里穴：位于小腿前外侧，在外膝眼下四横指、胫骨外缘一横指处。

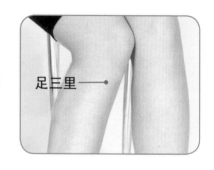

足三里

操作方法

刺络拔罐法。让患者取俯卧位，露出背部和腿部，先消毒，然后用已消毒三棱针点刺各穴2~3下，以皮肤潮红或微微出血为度。再用闪火法将火罐吸拔于各穴，留罐10分钟。起罐后，做擦血渍消毒处理。此疗法每日一次。

方法二

取穴

身柱穴、肺俞穴。

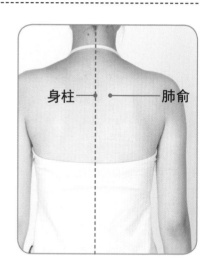

身柱——— ● ———肺俞

◎身柱穴：位于背部，在后正中线上、第三胸椎棘突下凹陷中。

◎肺俞穴：位于背部，在第三胸椎棘突下、后正中线旁开1.5处。

操作方法

叩刺拔罐法。患者取俯卧位或坐位，先对穴位处皮肤和梅花针进行消毒，用梅花针叩刺各穴位至微微出血，之后再行拔罐，选用口径略小的玻璃罐，留罐10~15分钟。此疗法每日或隔日一次。

方法 三

取穴

大杼穴、肺俞穴、心俞穴、肝俞穴、胃俞穴。

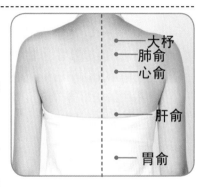

◎ 大杼穴：位于背部，在第一胸椎棘突下、后正中线旁开 1.5 寸处。

◎ 肺俞穴：位于背部，在第三胸椎棘突下、后正中线旁开 1.5 寸处。

◎ 心俞穴：位于背部，在第五胸椎棘突下、后正中线旁开 1.5 寸处。

◎ 肝俞穴：位于背部，在第九胸椎棘突下、后正中线旁开 1.5 寸处。

◎ 胃俞穴：位于背部，在第十二胸椎棘突下、后正中线旁开 1.5 寸处。

操作方法

走罐法。让患者取俯卧位，露出背部，沿着膀胱经涂抹适量的润滑油，然后将火罐吸拔于大杼穴上，一手握住罐底，自上而下进行走罐，直至胃俞穴，反复拉动15～20次，以皮肤潮红为度。此疗法每日一次。

注意事项

治疗期间，保持居室内的空气流通。此外，不宜让患者身处烟尘弥漫的环境中，以防病症加重。

治疗小儿肺炎——清肺化痰除寒湿

　　小儿肺炎是一种小儿常见的肺部感染性疾病，多发于冬春季节。此病主要由细菌和病毒感染肺部引起。先天体质虚弱、免疫力低下、营养不良、患有贫血等人群易感。气温骤变、空气污浊等因素，都会使细菌、病毒侵体，诱发此病。其主要临床症状为发热、咳嗽、精神倦怠、呼吸急促、食欲不振、嗜睡、肠鸣、呕吐、腹泻、腹胀等。中医认为，此病病因可分为内、外两种。内因在于小儿形气未充、素体虚弱、卫外不固；外因在于感受风邪，肺气不宣。

方法一

取穴

　　大椎穴、风门穴、肺俞穴、曲池穴、尺泽穴。

　　◎ 大椎穴：位于颈部下端，在后正中线上、第七颈椎棘突下凹陷中。

　　◎ 风门穴：位于背部，在第二

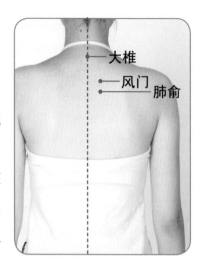

胸椎棘突下、后正中线旁开 1.5 寸凹陷中。

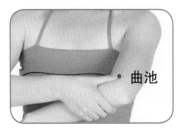

◎ 肺俞穴：位于背部，在第三胸椎棘突下、后正中线旁开 1.5 寸处。

◎ 曲池穴：屈肘成直角，在肘横纹外侧端与肱骨外上髁连线之中点处。

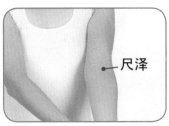

◎ 尺泽穴：位于手肘横纹中，在肱二头肌肌腱桡侧凹陷处。

操作方法

刺络拔罐法。患儿取俯卧位，对穴位处肌肤和梅花针进行消毒，然后用针轻轻叩刺各穴，手法讲究快、准，以防刺伤肌肤。叩刺以皮肤发红为宜，然后将火罐吸拔于各穴，留罐3～5分钟。拔罐结束后，再对穴位处肌肤进行消毒。此疗法每日一次。

方法二

取穴

大椎穴、身柱穴、定喘穴、肺俞穴、膏肓穴、曲池穴。

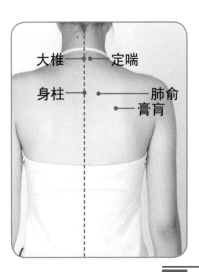

◎ 大椎穴：位于颈部下端，在后正中线上、第七颈椎棘突下凹陷中。

◎ 身柱穴：位于背部，在后正中线上、第三胸椎棘突下凹陷中。

◎定喘穴：位于后正中线上，在第七颈椎棘突下、大椎穴旁开0.5寸处。

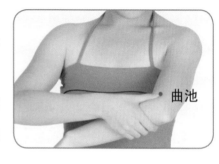

曲池

◎肺俞穴：位于背部，在第三胸椎棘突下、后正中线旁开1.5寸处。

◎膏肓穴：位于背部，在第四胸椎棘突下、后正中线旁开3寸处。

◎曲池穴：屈肘成直角，在肘横纹外侧端与肱骨外上髁连线之中点处。

操作方法

留罐法。先对拔罐部位肌肤进行消毒，然后选取合适的体位和大小适中的火罐，依次吸拔于上述各穴，留罐5~10分钟。每日一次。

方法三

取穴

大椎穴、肺俞穴、脾俞穴、大肠俞穴、阿是穴。

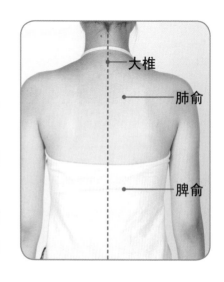

大椎

肺俞

脾俞

◎大椎穴：位于颈部，在后正中线的第七颈椎棘突下凹陷中。

◎肺俞穴：位于背部，在第三胸椎棘突下、后正中线旁开1.5

寸处。

◎ 脾俞穴：位于背部，在第十一胸椎棘突下、后正中线旁开1.5寸处。

◎ 大肠俞穴：位于腰部，在第四腰椎棘突下、后正中线旁开1.5寸处。

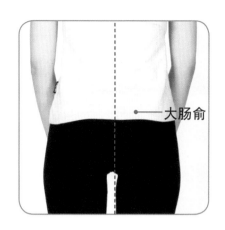
大肠俞

◎ 阿是穴：背部压痛点即是。

操作方法

走罐法。让患儿取俯卧位，先在背部涂一层润滑油，然后选取大小合适的火罐，拿镊子夹燃烧的酒精棉球投入罐内烤一周，拿出后迅速将火罐吸附于大椎穴。吸住后，用手扶罐体向下推动，直至脾俞穴，反复走罐5~10次。每日或隔日一次。

注意事项

多喝水，选择清淡、易消化的食物食用。保持居室内空气流通，但不宜太过干燥，应适当提高空气湿度。

治疗小儿遗尿——补益肺脾不尿床

小儿遗尿俗称"尿床"，是指3岁以上的幼儿在睡眠中发生的不自觉排尿行为。一般每周尿床数次，且持续数月，即属于遗尿症。此病的发生与多种因素有关，如遗传因素、精神因素、环境因素和疾病因素等。如果因为幼儿日间活动过度或睡前饮水过量等而引起尿床，则不属于遗尿症。遗尿病情轻者每日尿床一次，病情重者每日尿床数次，同时伴随面色苍白和精神萎靡等症。中医认为，遗尿多由肾气不足、下元虚寒、体质虚弱、肺脾气虚所致。

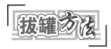

方法一

取穴

中极穴、关元穴、曲骨穴、肾俞穴。

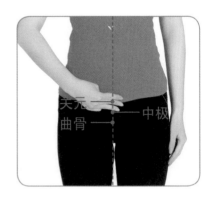

◎ 中极穴：位于下腹部，在前正中线上、当脐中下4寸处。

◎ 关元穴：位于下腹部，在前正中线上、当脐中下3寸处。

◎ 曲骨穴：位于下腹部，在肚脐下5寸、耻骨联合上缘中点处。

◎肾俞穴：位于腰部，在第二腰椎棘突下、后正中线旁开1.5寸处。

操作方法

留罐法。先用右手拇指按压以上穴位，力度由轻渐重，按压5～10下；然后在各穴上进行拔罐，留罐5～10分钟。每日一次。

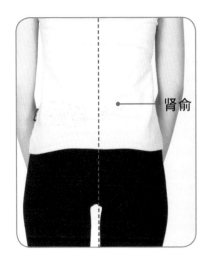

方法二

取穴

膀胱俞穴、气海穴、关元穴、三阴交穴。

◎膀胱俞穴：位于骶部，在第二骶椎棘突下、后正中线旁开1.5寸处。

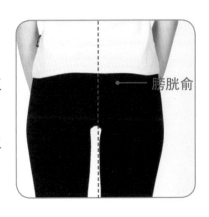

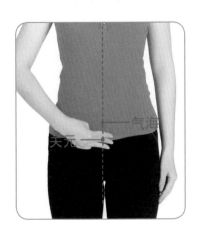

◎气海穴：位于下腹部，在前正中线上、脐中下1.5寸处。

◎关元穴：位于下腹部，在前正中线上、脐中下3寸处。

◎三阴交穴：位于小腿内侧，在足内踝尖上3寸、胫骨内侧缘后方。

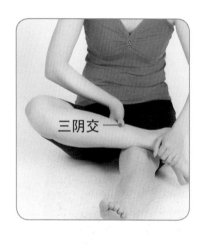

三阴交

操作方法

　　艾灸拔罐法。让患儿先取仰卧位，再取俯卧位，依次将火罐吸拔于上述各穴上，留罐5~10分钟。起罐后，将艾条点燃，温灸气海和关元两穴，温灸15~20分钟，以皮肤出现红晕为度。此疗法每日一次。

方法三

取穴

　　气海穴、阴陵泉穴、三阴交穴、行间穴。

　　◎ 气海穴：位于下腹部，在前正中线上、脐中下1.5寸处。

　　◎ 阴陵泉穴：位于小腿内侧，在膝下胫骨内侧凹陷中。

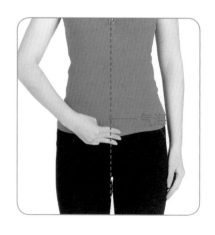

气海

　　◎ 三阴交穴：位于小腿内侧，在足内踝尖上3寸、胫骨内侧缘后方。

　　◎ 行间穴：位于足背，在第一、二趾缝后赤白肉分界的凹陷处，微微偏向大拇指一侧。

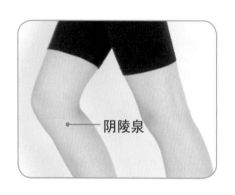

阴陵泉

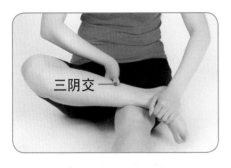
三阴交

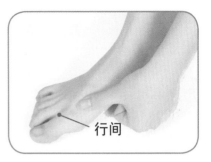
行间

操作方法

单罐法。让患儿选取合适的体位，在上述各穴上吸拔火罐，其中腿足部位的穴位宜选用口径稍小的火罐。各穴留罐5~10分钟，每日一次。对行间穴可行指压刺激或梅花针叩刺。

方法四

取穴

命门穴、腰阳关穴、关元穴。

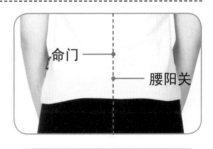
命门

腰阳关

◎ 命门穴：位于腰背部，在后正中线上、第二腰椎棘突下凹陷中。

◎ 腰阳关穴：位于腰部，在后正中线上、第四腰椎棘突下凹陷中。

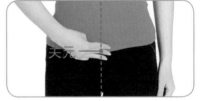
关元

◎ 关元穴：位于下腹部，在前正中线上、脐中下 3 寸处。

操作方法

留罐法。先让患儿取俯卧位，露出腰背部，然后将火罐吸附于命门穴和腰阳关穴上，留罐15分钟。再取仰卧位，对关元穴进行拔罐，留罐15分钟。此疗法每日一次或隔日一次。

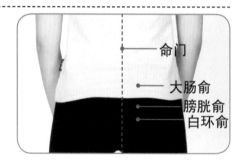

方法 五

取穴

命门穴、大肠俞穴、膀胱俞穴、白环俞穴。

◎ 命门穴：位于腰背部，在后正中线上、第二腰椎棘突下凹陷中。

◎ 大肠俞穴：位于腰部，在第四腰椎棘突下、后正中线旁开 1.5 寸处。

◎ 膀胱俞穴：位于骶部，在第二骶椎棘突下、后正中线旁开 1.5 寸处。

◎ 白环俞穴：位于骶部，在骶正中嵴旁 1.5 寸、平第 4 骶后孔处。

操作方法

刺络拔罐法。让患儿俯卧，先对穴位处肌肤和梅花针进行消毒，然后用梅花针轻轻叩刺各穴，以皮肤发红为度。起针后，在穴位上进行拔罐，留罐10～15分钟。起罐后，擦净肌肤表面，再次进行消毒处理。此疗法两日一次。

注意事项

1. 治疗期间，应注意身体保暖，避免受寒和吹风。

2. 培养患儿按时起床排尿的习惯。

治疗小儿疳积——脾胃和顺吃饭香

小儿疳积又称"营养不良症"，是一种小儿常见疾病，主要是指由于某些原因使脾胃受损而引起的慢性营养缺乏症。此病多见于1～5岁儿童，病因包括哺食过早、食用甘肥、过食生冷等。其主要临床表现有面黄肌瘦、烦躁、低热、反复啼哭、食欲不振、精神不振、呕吐、腹胀、腹痛、小便短黄、大便酸臭、头发稀疏、疲乏无力等。中医认为，此病属于"疳积"范畴，多系饮食失调、喂养不当、疾病影响使肠胃受损所致。

方法一

取穴

脾俞穴、胃俞穴、中脘穴、章门穴、四缝穴、足三里穴。

◎ 脾俞穴：位于背部，在第十一胸椎棘突下、后正中线旁开1.5寸处。

◎ 胃俞穴：位于背部，在第十二胸椎棘突下、后正中线旁开1.5寸处。

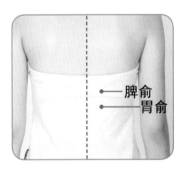

脾俞
胃俞

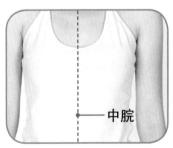

中脘

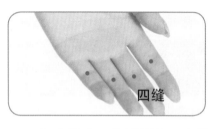

四缝

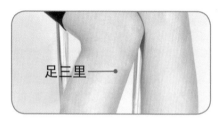

足三里——

◎ 中脘穴：位于腹部，在前正中线上、脐上 4 寸处。

◎ 章门穴：位于侧腹部，在第十一肋骨端的下方。

◎ 四缝穴：总共四穴，位于除大拇指外的其余四指上，在四个手指的第一、二节横纹中点处。

◎ 足三里穴：位于小腿前外侧，在外膝眼下四横指、胫骨外缘一横指处。

操作方法

艾灸拔罐法。让患儿选取合适的体位，然后将艾条点燃，温灸上述穴位，各温灸10分钟，以皮肤产生温热感和舒适感为度。温灸结束后，除四缝穴外，其余穴位都进行拔罐，留罐5~10分钟。此疗法每日一次。最后消毒四缝穴和三棱针，用针依次点刺双手四缝穴，以点刺出血或挤出少许黄色透明黏液为度，每周可点刺2次。

方法二

取穴

膻中穴、中脘穴、章门穴、天枢穴、气海穴、百虫窝穴、足三里穴。

◎ 膻中穴：位于胸部，

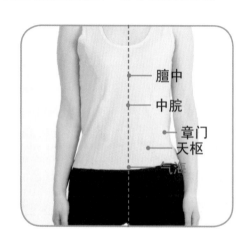

——膻中

——中脘

——章门
天枢
气海

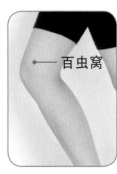

百虫窝

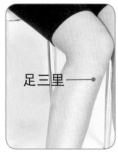

足三里

在两乳头连线的中点处。

◎ 中脘穴：位于前中线上，在腹部脐中上4寸处。

◎ 章门穴：位于侧腹部，在第十一肋骨端的下方。

◎ 天枢穴：位于腹部，在肚脐两侧2寸处。

◎ 气海穴：位于下腹部，在前正中线上、脐中下1.5寸处。

◎ 百虫窝穴：位于大腿内侧，在髌底内侧端上3寸、血海穴上1寸处。

◎ 足三里穴：位于小腿前外侧，在外膝眼下四横指、胫骨外缘一横指处。

操作方法

多罐法。让患儿取仰卧位，先在患儿拔罐部位涂抹润滑油，然后将火罐吸拔于上述各穴，留罐10分钟，以患儿能承受为度。起罐后，擦净肌肤，进行消毒。每日一次。

注意事项

1. 患儿饮食应注意营养搭配，戒除患儿挑食、偏食的不良习惯。

2. 尽量母乳喂养，不宜过早断奶。

3. 注意饮食卫生，不吃不洁食物；让患儿适当进行室外运动，以增强身体免疫力。

第四章

美容养颜拔罐法

美丽的容颜，婀娜的身姿，许多人对其梦寐以求。拔罐疗法通过调养脾胃、补养肝肾，促进人体血液循环，达到清血解毒、滋润化湿的美容功效。

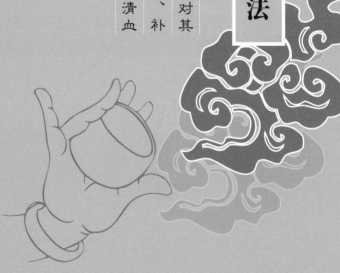

治疗肥胖——驱寒清瘀瘦身快

　　肥胖是指人体内热量的摄入量超过正常的消耗量，致使明显超重及脂肪层过厚的一种症状。一般把体重超过正常标准的 20% 定为肥胖，此病多见于 40 岁以上的成人。多种因素可诱发肥胖，如遗传因素、饮食习惯、心理因素和社会环境因素等。此外，不经常运动、嗜睡、产后等也会引发肥胖症状。其主要症状为出汗多、容易饥饿、心慌、气短、嗜睡、不能平卧、下肢轻度水肿等。中医认为，肥胖多由先天体质、久坐少动、过食甘肥，从而使肝气郁结、气血凝滞或脾肾阳虚、痰湿不化所致。

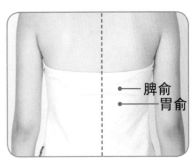

脾俞
胃俞

- -

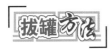

方法一

取穴

脾俞穴、胃俞穴、天枢穴、曲池穴、三阴交穴、内庭穴。

◎脾俞穴：位于背部，在第十一胸椎棘突下、后正中线旁开 1.5 寸处。

◎胃俞穴：位于背部，在第十二胸椎棘突下、后正中线旁开 1.5 寸处。

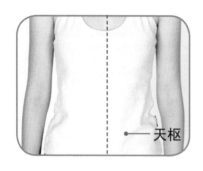

◎ 天枢穴：位于腹部，在肚脐两侧 2 寸处。

◎ 曲池穴：位于肘横纹外侧端，在肱骨外上髁内缘凹陷处。

◎ 三阴交穴：位于小腿内侧，在足内踝尖上 3 寸、胫骨内侧缘后方。

◎ 内庭穴：位于足背，在第二、三趾缝间的凹陷处。

天枢

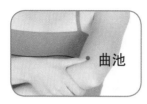
曲池

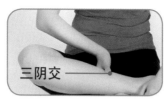
三阴交

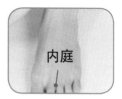
内庭

操作方法

刺络拔罐法。让患者取俯卧位，先对穴位处肌肤和梅花针进行消毒，然后用梅花针轻轻叩刺各穴，以皮肤发红或少量出血为度。起针后迅速拔罐，留罐10分钟。起罐后，擦净血渍，再次进行消毒。每日一次。对内庭穴以梅花针叩刺为主。

方法二

取穴

腰阳关穴、中脘穴、神阙穴、环跳穴、足三里穴。

◎ 腰阳关穴：位于腰部，在后正中线上、第四腰椎棘突下凹陷中。

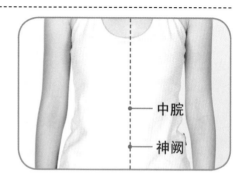
中脘

神阙

◎ 中脘穴：位于上腹部，在前正中线上、脐中上 4 寸处。

◎ 神阙穴：即肚脐，位于脐窝正中处。

◎ 环跳穴：位于臀部外侧 1/3 凹陷处，即股骨大转子高点与骶管裂孔连线以外 1/3 与内 2/3 交点处。

◎ 足三里穴：位于小腿前外侧，在外膝眼下四横指、胫骨外缘一横指处。

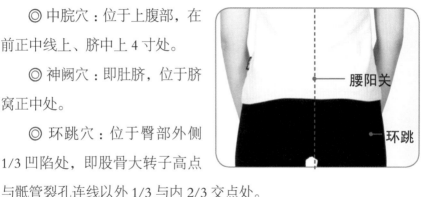

操作方法

闪罐法。让患者先取俯卧位再取仰卧位，依次在上述各穴拔罐，一吸一拔，反复5～10次，以皮肤潮红为度，然后将罐留在穴位上15～20分钟。隔日一次。

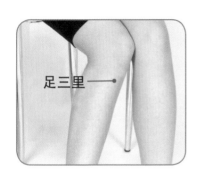

方法三

取穴

曲泽穴、委中穴、上巨虚穴、阴陵泉穴、三阴交穴、丰隆穴。

◎ 曲泽穴：位于肘横纹中，在肱二头肌肌腱的尺侧缘。

◎ 委中穴：位于膝后，在腘窝

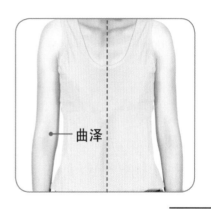

正中处。

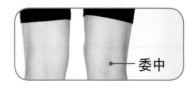
委中

◎ 上巨虚穴：位于小腿前外侧，在犊鼻穴下 6 寸、足三里穴下 3 寸处。

◎ 阴陵泉穴：位于小腿内侧，在膝下胫骨内侧凹陷中。

◎ 三阴交穴：位于小腿内侧，在足内踝尖上 3 寸、胫骨内侧缘后方。

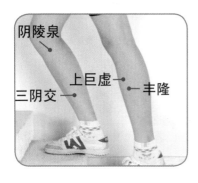
阴陵泉
上巨虚
三阴交
丰隆

◎ 丰隆穴：位于小腿前外侧，在外踝尖上 8 寸处。

操作方法

刺络拔罐法。先对曲泽穴和委中穴进行消毒，然后用已消毒的三棱针点刺两穴，以微微出血为度。刺出血后进行拔罐，留罐5分钟。起罐后，擦干血迹，做消毒处理。最后将火罐吸拔于其余穴位，留罐10～15分钟。此疗法三日一次。

方法四

取穴

脾俞穴、中脘穴、气海穴、关元穴、足三里穴、丰隆穴。

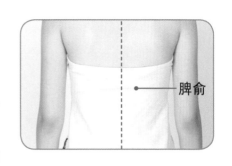
脾俞

◎ 脾俞穴：位于背部，在第十一胸椎棘突下、后正中线旁开 1.5 寸处。

◎ 中脘穴：位于腹部，在前正中线上、当脐中上 4 寸处。

◎ 气海穴：位于下腹部，在前正中线上、脐中下 1.5 寸处。

◎ 关元穴：位于人体下腹部，在前正中线上、脐中下 3 寸处。

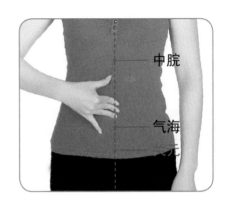

中脘

气海

关元

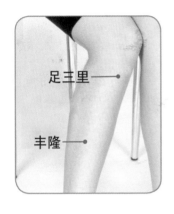

足三里

丰隆

◎ 足三里穴：位于小腿前外侧，在外膝眼下四横指、胫骨边外缘一横指处。

◎ 丰隆穴：位于小腿前外侧，在外踝尖上 8 寸处。

操作方法

艾灸拔罐法。让患者选取合适的体位，依次用艾条对以上穴位温灸15分钟左右，以产生温热感和舒适感为度。最后在各穴拔罐，留罐10分钟。每日一次。

注意事项 ---

1. 多吃蔬菜，少吃高热量、高脂肪食物。

2. 不宜吃得过饱，八分饱即可。此外，坚持运动，以促进食物消化。

治疗面部皱纹——滋补脾肾精气旺

面部皮肤受到外界环境或机体内部因素影响，会出现皱纹。皱纹的产生与多种因素密切相关，如体内及皮肤水分不足、情绪过度紧张、睡眠不足、过度日晒、化妆品使用不当、酗酒吸烟、慢性消耗性疾病、营养不良、代谢障碍、内分泌功能异常等。皱纹的出现呈现一定的顺序性，从前额和眼部开始，最终扩展到耳口和颈颜部位，同时伴随皮肤变薄、松弛、干燥等。中医认为，皱纹多由机体衰老、脾胃虚弱、脏腑虚衰、气血失调、饮食失宜、情志不畅等原因引起。

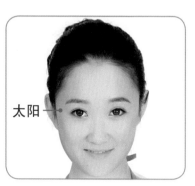

太阳

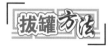

方法一

取穴

太阳穴、肺俞穴、脾俞穴、胃俞穴、血海穴、三阴交穴、足三里穴。

◎ 太阳穴：位于耳郭前面，在眉梢和外眼角中点向后一横指的凹陷处。

◎ 肺俞穴：位于背部，在第三胸椎棘突下、后正中线旁开 1.5 寸处。

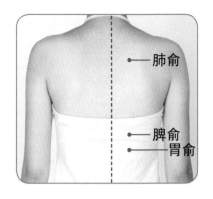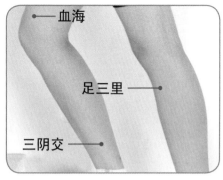

◎ 脾俞穴：位于背部，在第十一胸椎棘突下、后正中线旁开 1.5 寸处。

◎ 胃俞穴：位于背部，在第十二胸椎棘突下、后正中线旁开 1.5 寸处。

◎ 血海穴：位于大腿内侧，在髌底上端 2 寸处。

◎ 三阴交穴：位于小腿内侧，在足内踝尖上 3 寸、胫骨内侧缘后方。

◎ 足三里穴：位于小腿前外侧，在外膝眼下四横指、胫骨边缘一横指处。

操作方法

闪罐法、走罐法和针罐法。先让患者取坐位，轻轻按摩太阳穴 2～3 分钟，然后进行拔罐。采用闪罐法，吸住后立即拔起，反复吸拔 5～10 次，以皮肤潮红为度。再让患者改为俯卧位，在背部涂一层润滑油，从肺俞穴至胃俞穴进行走罐，走罐手法宜轻柔，上下来回推动 5～7 下，直至皮肤发红为止。起罐后，擦净润滑油，嘱患者穿好衣物并重新取坐位，消毒其腿部穴位和毫针，先用毫针轻刺穴位，出针后进行拔罐，留罐 10 分钟。此疗法每日一次。

方法二

取穴

阳白穴、颧髎穴、地仓穴。

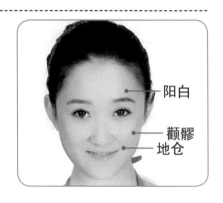

阳白

颧髎
地仓

◎ 阳白穴：位于前额部，在瞳孔直上、眉毛上方约1寸处。

◎ 颧髎穴：位于面部，在目外眦直下、颧骨下缘凹陷处。

◎ 地仓穴：位于面部，在口角外侧，向上直对瞳孔处。

操作方法

留罐法。患者取坐位，选用口径稍小的火罐，轻柔吸拔于各穴，留罐5～10分钟，切记不可超过10分钟，以防在面部留下罐印。每周2次。

注意事项

1. 保证充足睡眠，同时注重睡眠质量。

2. 多摄入富含胶原蛋白的食物，如猪蹄、鸡皮和鱼汤等，以增加肌肤弹性。

3. 保持肌肤水分，在眼部适当涂抹精华液和眼霜等。

治疗眼袋——调养脾胃肿胀消

眼袋即指下眼睑水肿，它是人体趋于老化的一种早期表现，主要由皮肤松弛引起。造成眼袋的原因有很多种，包括休息不足、年龄增大、常画眼线、过度疲劳等。其主要表现为眼袋松弛下垂且水肿、肤色发白、无光泽，同时伴随身体乏力、食欲减退、嗜睡等症。中医认为，眼袋的形成与人体的脾胃功能密切相关，如脾胃功能失调会使眼部肌肤新陈代谢减缓，从而形成眼袋。

方法一

取穴

印堂穴、四白穴、肝俞穴、脾俞穴、合谷穴。

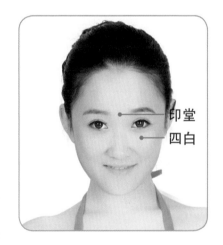

印堂

四白

◎ 印堂穴：位于前额部，在两眉头连线的中点，即两眉头连线与前正中线交叉处。

◎ 四白穴：目正视，在瞳孔直下方、眶下孔凹陷处。

◎ 肝俞穴：位于背部，在第九胸椎棘突下、后正中线旁开 1.5

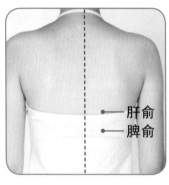

寸处。

◎ 脾俞穴：位于背部，在第十一胸椎棘突下、后正中线旁开 1.5 寸处。

◎ 合谷穴：位于大拇指和食指的虎口间。在手背，第一、二掌骨间，在第二掌骨桡侧的中点处。

操作方法

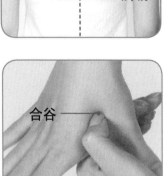

闪罐法和刺络拔罐法。让患者取坐位，将火罐吸拔于印堂和四白两穴，吸住后迅速拔起，反复吸拔5～10次，以皮肤潮红为度；然后取俯卧位，先对其余穴位处肌肤进行消毒，再用已消毒的梅花针叩刺肝俞穴、脾俞穴和合谷穴，然后进行拔罐，留罐10～15分钟。此疗法隔日一次。

方法二

取穴

肺俞穴、心俞穴、脾俞穴、肾俞穴、阴陵泉穴、水分穴。

◎ 肺俞穴：位于背部，在第三胸椎棘突下、后正中线旁开 1.5 寸处。

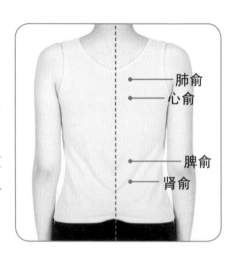

◎ 心俞穴：位于背部，在第五胸椎棘突下、后正中线旁开 1.5 寸处。

◎ 脾俞穴：位于背部，在第十一胸椎棘突下、后正中线旁开 1.5 寸处。

◎ 肾俞穴：位于腰部，在第二腰椎棘突下、后正中线旁开 1.5 寸处。

◎ 阴陵泉穴：位于小腿内侧，在膝下胫骨内侧凹陷中。

◎ 水分穴：位于腹部，在前正中线上、当脐中上 1 寸处。

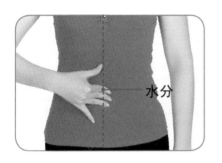

水分

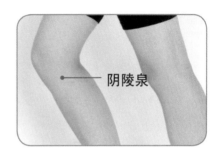

阴陵泉

操作方法

闪罐法。让患者先取俯卧位，先后对肺俞穴、心俞穴、脾俞穴和肾俞穴进行拔罐，一吸一拔3～5次，以皮肤潮红为度；然后将火罐留在穴位上10～15分钟。最后让患者取仰卧位，以同样方法对水分穴和阴陵泉穴进行拔罐。此疗法每周2～3次。

注意事项

1. 不宜长时间用眼，尤其是面对电脑时，应适当做眼保健操。

2. 注意休息，保证充足的睡眠。

治疗痤疮——祛湿通络消痘痘

痤疮俗称"青春痘""粉刺"，是指毛囊性皮脂腺发炎或阻塞所引起的慢性炎性病变。一般情况下，此病发于 15 岁以后的青春期，到 30 岁时通常会自行痊愈。痤疮病因包括雄性激素增多、青春期性腺成熟、皮脂腺大量分泌、毛囊皮脂腺管的过度角化、痤疮丙酸杆菌增殖和炎症等多种因素。其症状为在面颊、额部和鼻唇沟等部位生有粉刺、丘疹脓疱，同时伴有轻微疼痛。中医认为，此病与五脏六腑功能失调有关，是由肝气郁结、脾胃湿热、肺经风热、血热瘀滞所致的。

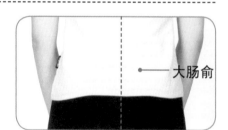

大肠俞

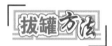

方法一

取穴

大肠俞穴、天枢穴、曲池穴、合谷穴、内庭穴。

◎ 大肠俞穴：位于腰部，在第四腰椎棘突下、后正中线旁开 1.5 寸处。

◎ 天枢穴：位于腹部，在肚脐两侧 2 寸处。

◎ 曲池穴：位于肘横纹外侧端，在肱骨外上髁内缘凹陷处。

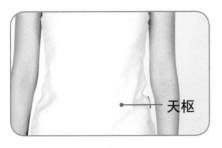

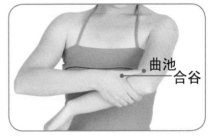

◎ 合谷穴：位于大拇指和食指的虎口间。在手背第一、二掌骨间，在第二掌骨桡侧的中点处。

◎ 内庭穴：位于足背，在第二、三趾缝间的凹陷处。

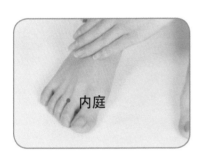

操作方法

刺络拔罐法。让患者取仰卧位，对曲池和内庭两穴进行消毒，然后用已消毒的梅花针轻轻叩刺两穴，以微微出血为度。出针后立即在穴位上进行拔罐，留罐10～15分钟，以有较多血点冒出皮肤为度。起罐后，擦净血渍，再次对拔罐部位进行消毒。最后取合适体位，依次将火罐吸拔在其余各穴，各留罐10分钟。此疗法每日一次。

- -

方法二

取穴

大椎穴、肺俞穴、脾俞穴、曲池穴、委中穴、三阴交穴。

◎ 大椎穴：位于颈部下端，在

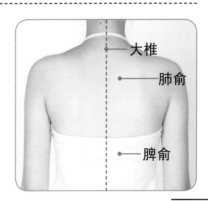

后正中线上、第七颈椎棘突下凹陷中。

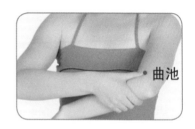

◎ 肺俞穴：位于背部，在第三胸椎棘突下、后正中线旁开 1.5 寸处。

◎ 脾俞穴：位于背部，在第十一胸椎棘突下、后正中线旁开 1.5 寸处。

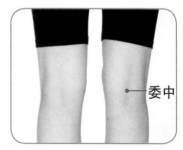

◎ 曲池穴：位于肘横纹外侧端，在肱骨外上髁内缘凹陷处。

◎ 委中穴：位于膝后，在腘窝正中处。

◎ 三阴交穴：位于小腿内侧，在足内踝尖上 3 寸、胫骨内侧缘后方。

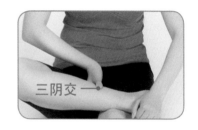

操作方法

留罐法。让患者取俯卧位，露出背部及腿部，将口径适中的火罐分别吸拔于上述穴位，留罐10～15分钟。每日一次。

方法三

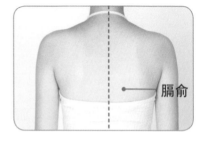

取穴

膈俞穴、合谷穴、血海穴、委中穴。

◎ 膈俞穴：位于背部，在第七胸椎棘突下、后正中线旁开 1.5 寸处。

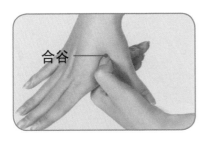

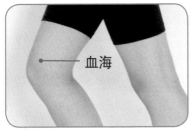

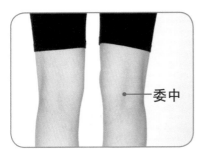

◎ 合谷穴：位于大拇指和食指的虎口间。在手背第一、二掌骨间，在第二掌骨桡侧的中点处。

◎ 血海穴：位于大腿内侧，在髌底上端 2 寸处。

◎ 委中穴：位于膝后，在腘窝正中处。

操作方法

刺络拔罐法。让患者取俯卧位，先用酒精棉球消毒膈俞穴、委中穴和太冲穴三处肌肤，然后用已消毒的梅花针轻轻叩刺各穴，以少量出血为度。再在膈俞和委中两穴上进行拔罐，留罐10～15分钟，直至皮肤有较多血点冒出为止。起罐后，擦净血渍，再次对拔罐部位进行消毒。最后在合谷穴和血海穴拔罐，留罐10分钟。此疗法每日一次。

方法四

取穴

大椎穴、身柱穴、灵台穴、风门穴、委中穴、三阴交穴。

◎ 大椎穴：位于颈部下端，在后正中线上、第七颈椎棘突下凹陷中。

◎ 身柱穴：位于背部，在后正中线上、第三胸椎棘突下凹陷中。

◎ 灵台穴：位于背部，在后正中线上、第六胸椎棘突下凹陷中。

◎ 风门穴：位于背部，在第二胸椎棘突下、后正中线旁开 1.5 寸处。

◎ 委中穴：位于膝后，在腘窝正中处。

◎ 三阴交穴：位于小腿内侧，在足内踝尖上 3 寸、胫骨内侧缘后方。

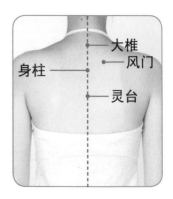

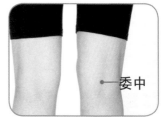

操作方法

刺络拔罐法。让患者取俯卧位，消毒背部和三棱针（或梅花针），用针叩刺上述各穴，以稍微出血为度。刺出血后立即拔罐，留罐15～20分钟。起罐后，擦净血渍，再次对拔罐部位进行消毒。隔日一次。

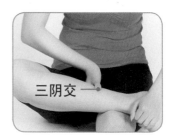

注意事项

1. 经常清洁面部，宜用温水洗脸，减少油脂类化妆品的使用。

2. 少吃高脂肪和辛辣刺激性食物，多吃水果和蔬菜。

3. 禁止用手碰触或挤压痤疮，以免引起继发感染。

治疗黄褐斑——滋阴补血降肝气

黄褐斑又被称为"蝴蝶斑""肝斑"，是一种主要发于面部的色素沉着斑。黄褐斑的形成主要与内分泌失调有关，化学药物刺激、月经不调、妊娠、精神压力大、常服避孕药或各种疾病影响等均会导致黄褐斑的出现。其主要症状为在颧部、颊部、鼻和前额等部位出现暗褐色皮疹，此种皮疹大小不一、形状不规则且无明显界限，往往在日晒后加重。中医认为，此病与饮食不节、七情内伤、饮食劳倦、妇人经血不调等有关。当肝气郁结或湿浊凝滞时，虚火上炎，熏灼面部，遂成黄褐斑。

方法一

取穴

大椎穴、肺俞穴。

◎ 大椎穴：位于颈部下端，在后正中线上、第七颈椎棘突下凹陷中。

◎ 肺俞穴：位于背部，在第三胸椎棘突下、后正中线旁开 1.5 寸处。

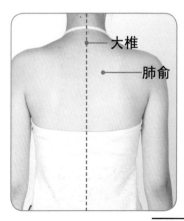

操作方法

刺络拔罐法。让患者取俯卧位，对大椎穴与两侧肺俞穴形成的三角地带进行消毒，然后用梅花针叩刺三个穴位，以微微出血为度。出针后，立即在穴位上拔罐，留罐10分钟。此疗法隔日一次。

方法二

取穴。

肾俞穴、肝俞穴、气海穴、迎香穴。

◎ 肾俞穴：位于腰部，在第二腰椎棘突下、后正中线旁开1.5寸处。

◎ 肝俞穴：位于背部，在第九胸椎棘突下、后正中线旁开1.5寸处。

◎ 气海穴：位于下腹部，在前正中线上、脐中下1.5寸处。

◎ 迎香穴：位于面部鼻唇沟中，在鼻翼外缘中点旁开约0.5寸处。

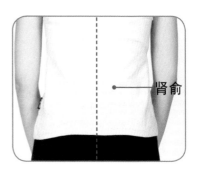

肾俞

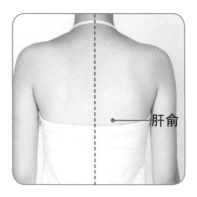

肝俞

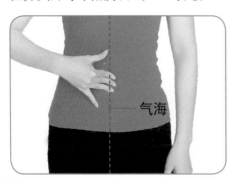

气海

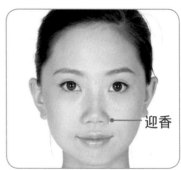

迎香

操作方法

刺络拔罐法。患者先取俯卧位再取仰卧位，依次对肾俞、肝俞和气海三穴进行拔罐。具体方法：先对各穴处皮肤进行消毒，然后用已消毒的梅花针叩刺穴位，再进行拔罐，留罐10～15分钟。拔罐结束后，再用艾条温灸各穴，时间为5～10分钟，然后再用已消毒的毫针轻刺迎香穴，留针15～30分钟。此疗法每日或隔日一次。

方法 三

取穴

大椎穴、身柱穴、神道穴、至阳穴、筋缩穴、命门穴。

◎ 大椎穴：位于颈部下端，在后正中线上、第七颈椎棘突下凹陷中。

◎ 身柱穴：位于背部，在后正中线上、第三胸椎棘突下凹陷中。

◎ 神道穴：位于背部，在后正中线上、第五胸椎棘突下凹陷中。

◎ 至阳穴：位于背部，在后正中线上、第七胸椎棘突下凹陷中。

◎ 筋缩穴：位于背部，在后正中线上、第九胸椎棘突下凹陷中。

◎ 命门穴：位于腰背部，在后正中线上、第二腰椎棘突下凹陷中。

操作方法

刺血拔罐法。让患者取俯卧位，背部消毒后，取已消毒的三棱针点刺上述各穴，以皮肤潮红或微微出血为度，然后立即将火罐吸拔于各穴，留罐 5~10分钟。起罐后，用棉球将血擦拭干净，再次对皮肤消毒。此法三日一次。

方法四

取穴

肝俞穴、脾俞穴、肾俞穴、中脘穴、足三里穴、三阴交穴、太溪穴。

◎ 肝俞穴：位于背部，在第九胸椎棘突下、后正中线旁开 1.5 寸处。

◎ 脾俞穴：位于背部，在第十一胸椎棘突下、后正中线旁开 1.5 寸处。

◎ 肾俞穴：位于腰部，在第二腰椎棘突下、后正中线旁开 1.5 寸处。

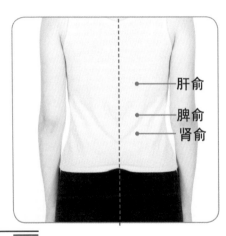

肝俞
脾俞
肾俞

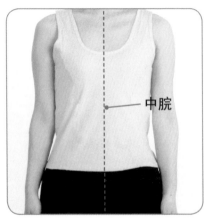

中脘

◎ 中脘穴 : 位于腹部，在前正中线上、当脐中上 4 寸处。

◎ 足三里穴 : 位于小腿前外侧，在外膝眼下四横指、胫骨外缘一横指处。

◎ 三阴交穴 : 位于小腿内侧，在足内踝尖上 3 寸、胫骨内侧缘后方。

◎ 太溪穴 : 位于足内侧，在内踝尖与脚跟骨筋腱间的凹陷处。

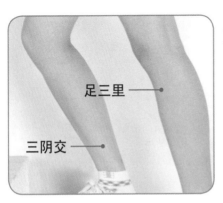
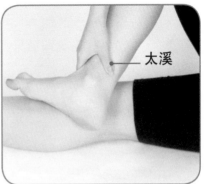

操作方法

留罐法。让患者取合适的体位，依次对上述各穴进行拔罐，留罐10～15分钟。每日一次。

注意事项

调整生活作息时间，改正不良生活习惯，避免熬夜。此外，少量饮酒，勿吸烟。

皮肤暗沉即人们常说的"脸色差"，是指面部肌肤呈现萎黄和晦暗的一种现象。造成皮肤暗沉的因素有很多种，包括黑色素积聚、化妆、饮食、紫外线照射、环境、洗脸习惯、睡眠质量等。往往暗沉的肤色会使一个人显得疲倦、精神不佳、气色晦暗。中医认为，皮肤的光泽与人体脏腑特别是肺、脾有密切关系，当脾肺虚亏、气血不足时，人的脸色就会显得暗沉无光泽。

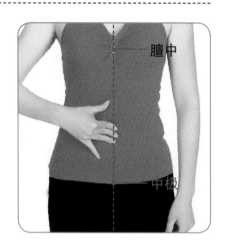

方法一

取穴

中极穴、膻中穴、丰隆穴、肾俞穴。

◎ 中极穴：位于下腹部，在前正中线上、当脐中下 4 寸处。

◎ 膻中穴：位于胸部，在两乳头连线的中点处。

◎ 丰隆穴：位于小腿前外侧，在外踝尖上 8 寸处。

◎ 肾俞穴：位于腰部，在第二腰椎棘突下、后正中线旁开 1.5 寸处。

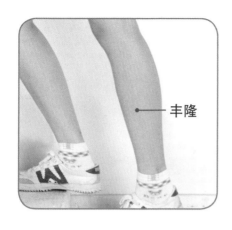 丰隆

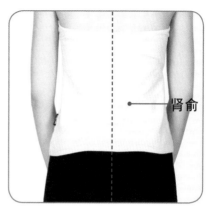 肾俞

操作方法

留罐法和闪罐法。让患者取仰卧位，吸拔中极穴、膻中穴和丰隆穴，留罐10～15分钟。再取俯卧位，将火罐吸附于肾俞穴上，吸住后立即拔起，然后再吸拔，反复吸拔5～7次，以皮肤潮红为度。最后将火罐留在肾俞穴上，时间为10～15分钟。此疗法每周二次。

方法二

取穴

肺俞穴、肝俞穴、肾俞穴、滑肉门穴、关元穴。

◎ 肺俞穴：位于背部，在第三胸椎棘突下，后正中线旁开1.5寸处。

◎ 肝俞穴：位于背部，在第九胸椎棘突下、后正中线旁开1.5寸处。

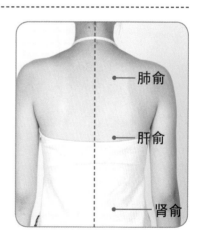 肺俞 肝俞 肾俞

◎ 肾俞穴：位于腰部，在第二腰椎棘突下、后正中线旁开 1.5 寸处。

◎ 滑肉门穴：位于上腹部，在脐中上 1 寸、前正中线旁开 2 寸处。

◎ 关元穴：位于下腹部，在前正中线上、脐中下 3 寸处。

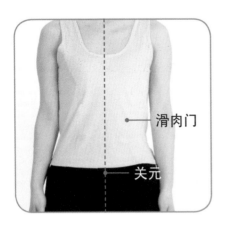

滑肉门

关元

操作方法

闪罐法。让患者俯卧，先拔背部穴位，原则是拔完一个穴位再拔另一个穴位。先将火罐吸拔于背部肺俞穴上，稍作停留即拔起，然后再吸再拔，一吸一拔，反复5~7次。最后将火罐留在穴位上10~15分钟。拔罐肝俞穴和肾俞穴方法同上。再让患者仰卧，以同样方法对其余穴位进行闪罐。此疗法每周二次。

注意事项

1. 少化浓妆，保持肌肤润泽。此外，勤于清洁面部，尤其是睡前，切不可带妆入睡。

2. 避免熬夜，保证睡眠充足。

3. 多吃富含维生素A和维生素C的食物，如胡萝卜、南瓜、菠菜、香蕉、猕猴桃、柠檬、枣等。

第五章

养生防病拔罐法

拔罐疗法不仅可以祛病，更可以起到养生、安神、健体的神奇功效。人的精神、体质、气色，都与人体五脏六腑互为表里。拔罐通过调节精气、滋补元气、疏通经脉、调理虚亏，全方位地锻造人的健康体魄。

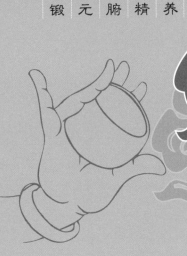

养心安神拔罐法

心神不安是指心中烦躁、精神恍惚不安的一种症状。造成心神不安的原因很多,包括失眠、恐惧等。心神不安的人会出现惊悸不安、恐慌或心烦气躁等症状,乃至精神不能自主。中医认为,心神不安多因心气不足、心血亏虚、痰瘀痹阻心脉所致。

方法一

取穴

心俞穴、内关穴、小肠俞穴、足三里穴。

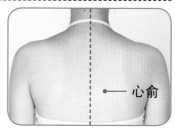

心俞

◎ 心俞穴:位于背部,在第五胸椎棘突下、后正中线旁开 1.5 寸处。

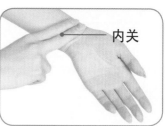

内关

◎ 内关穴:位于腕臂内侧,在腕横纹上 2 寸中点处。

◎ 小肠俞穴:位于骶部,在第一骶椎棘突下、后正中线旁开 1.5 寸处,与第一骶后孔齐平。

◎ 足三里穴:位于小腿前外侧,在外膝眼下四横指、胫骨边外缘一横指处。

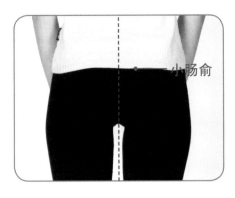

小肠俞

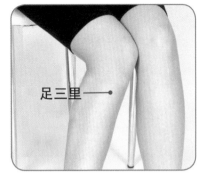

足三里

操作方法

  单罐法。让患者取坐位，选取中口径玻璃罐，用钳子夹住点燃的酒精棉球绕罐壁一周，然后拿出棉球，并迅速将火罐吸拔在心俞穴上，留罐10~20分钟。其余穴位用同样方法进行拔罐。此疗法每日一次。

方法二

取穴

  厥阴俞穴、心俞穴、肝俞穴、肾俞穴、三阴交穴。

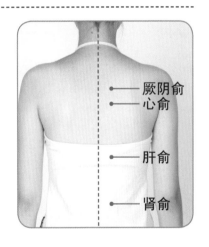

厥阴俞
心俞
肝俞
肾俞

  ◎ 厥阴俞穴：位于背部，在第四胸椎棘突下、后正中线旁开1.5寸处。

  ◎ 心俞穴：位于背部，在第五胸椎棘突下、后正中线旁开1.5寸处。

  ◎ 肝俞穴：位于背部，在第九胸椎棘突下、后正中线旁开1.5

寸处。

◎肾俞穴：位于腰部，在第二腰椎棘突下、后正中线旁开 1.5 寸处。

◎三阴交穴：位于小腿内侧，在足内踝尖上 3 寸、胫骨内侧缘后方。

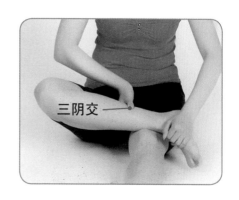
三阴交

操作方法

多罐法。让患者取俯卧位，露出背部，然后选取上述穴位中的两三个穴位进行拔罐，留罐 5~10 分钟。此疗法两日一次。

方法三

取穴

心俞穴、内关穴、足三里穴、三阴交穴。

◎心俞穴：位于背部，在第五胸椎棘突下、后正中线旁开 1.5 寸处。

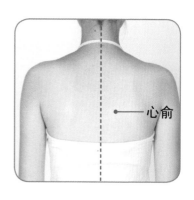
心俞

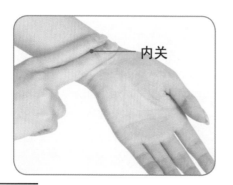
内关

◎内关穴：位于腕臂内侧，在腕横纹上 2 寸中点处。

◎足三里穴：位于小腿前外侧，在外膝眼下四横指、胫骨外缘一横指处。

◎ 三阴交穴：位于小腿内侧，在足内踝尖上3寸、胫骨内侧缘后方。

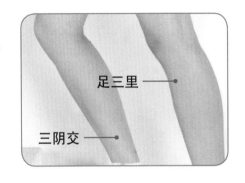

操作方法

留罐法。让患者取坐位，选用大小适宜的玻璃罐依次吸拔于上述各穴，留罐5~10分钟。起罐后，对拔罐穴位处肌肤进行消毒。此疗法每日一次。

方法四

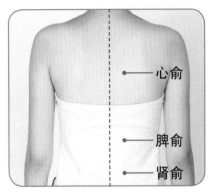

取穴

心俞穴、脾俞穴、肾俞穴、膻中穴、内关穴、血海穴。

◎ 心俞穴：位于背部，在第五胸椎棘突下、后正中线旁开1.5寸处。

◎ 脾俞穴：位于背部，在第十一胸椎棘突下、后正中线旁开1.5寸处。

◎ 肾俞穴：位于腰部，在第二腰椎棘突下、后正中线旁开1.5寸处。

◎ 膻中穴：位于胸部，在两乳头连线的中点处。

◎ 内关穴：位于腕臂内侧，在腕横纹上2寸中点处。

◎ 血海穴：位于大腿内侧，在髌底上端2寸处。

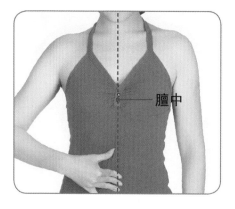

膻中

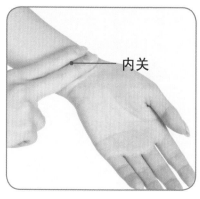

内关

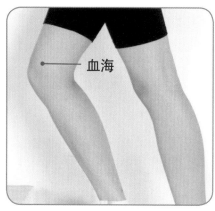

血海

操作方法

留罐法。在上述穴位中选取3~4个穴位，然后让患者选取合适的体位，将大小适中的玻璃罐或抽气罐吸拔于各穴，留罐5~10分钟。此疗法每日一次。

注意事项

1. 培养健康乐观的思维方式，合理缓解生活和工作的压力，保持精神的愉悦。

2. 培养良好的作息习惯，早睡早起，适当运动。

3. 宜多吃桂圆和大枣等养心安神的食物。

消除疲劳拔罐法

疲劳又称"疲乏",是一种主观感觉不适、疲乏无力的症状。疲乏症状轻者只是感到倦怠、劳累,重者则可能无法从事正常的工作。很多疾病都可引起疲劳,如恶性肿瘤、贫血、心肌炎、流行性感冒和结核病等。此外,机体运动剧烈、长期从事重体力劳动、营养缺乏等也会引起疲劳症状。其主要表现为感觉疲惫、睡眠质量差、精神不振、头痛、肌肉酸痛等。中医认为,疲劳的病因分为内、外两种,内多由饮食不洁、劳倦、七情内伤所致,外由感染暑湿风寒所致。

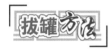

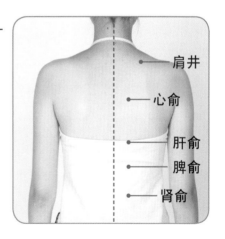

方法一

取穴

肩井穴、心俞穴、肝俞穴、脾俞穴、肾俞穴。

◎ 肩井穴:位于肩部,在大椎穴与肩峰端连线的中点处。

◎ 心俞穴:位于背部,在第五胸椎棘突下、后正中线旁开 1.5 寸处。

◎ 肝俞穴:位于背部,在第九胸椎棘突下、后正中线旁开 1.5

寸处。

◎脾俞穴：位于背部，在第十一胸椎棘突下、后正中线旁开 1.5 寸处。

◎肾俞穴：位于腰部，在第二腰椎棘突下、后正中线旁开 1.5 寸处。

操作方法

留罐法。让患者取俯卧位，裸露背部，先用酒精棉球进行常规消毒，然后将火罐吸拔于上述各穴，留罐 10 ～ 15 分钟。每日或隔日治疗一次。

方法二

取穴

大椎穴、大杼穴、足三里穴、三阴交穴。

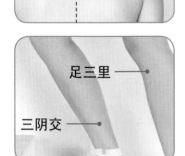

◎大椎穴：位于颈部下端，在后正中线上、第七颈椎棘突下凹陷中。

◎大杼穴：位于背部，在第一胸椎棘突下、后正中线旁开 1.5 寸处。

◎足三里穴：位于小腿前外侧，在外膝眼下四横指、胫骨外边缘一横指处。

◎三阴交穴：位于小腿内侧，在足内踝尖上 3 寸、胫骨内侧缘后方。

操作方法

留罐法。让患者取俯卧位，先消毒肌肤，然后选取大小适宜的火罐，将火罐吸拔于上述各穴，留罐10～15分钟。此疗法每日一次。

方法 三

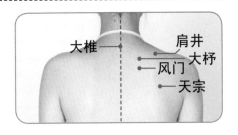

取穴

肩井穴、大椎穴、大杼穴、风门穴、天宗穴。

◎ 肩井穴：位于肩部，在大椎穴与肩峰端连线的中点处。

◎ 大椎穴：位于颈部下端，在后正中线上、第七颈椎棘突下凹陷中。

◎ 大杼穴：位于背部，在第一胸椎棘突下、后正中线旁开 1.5寸处。

◎ 风门穴：位于背部，在第二胸椎棘突下、后正中线旁开 1.5寸处。

◎ 天宗穴：位于肩胛部，在冈下窝中央凹陷处。

操作方法

多罐法。让患者取俯卧位，将火罐依次吸拔于上述各穴，火罐之间不宜间隔过小，以免损伤肌肤。各穴留罐10～20分钟。每日或隔日治疗一次。

注意事项

1. 不宜长时间从事过重的体力或脑力劳动，注意休息，劳逸结合。
2. 适当锻炼，以促进血液循环和新陈代谢，提高身体免疫力。
3. 保持乐观向上的心态。

健脾开胃拔罐法

脾胃是人体重要的消化器官，控制着人体全身气血的运行以及机体养分的吸收。脾胃一旦受损，就会引发多种疾病。通常过食肥腻、忧思过度、素体虚弱、饥饱不均等都会伤及脾胃，从而表现出少食、嗳气、恶心、呕吐、呃逆等症。中医认为，胃和脾互为表里，是相辅相成的两个人体器官，起着升清降浊的巨大作用，可以说是人体的后天之本，所以，健脾开胃对于疾病的预防至关重要。

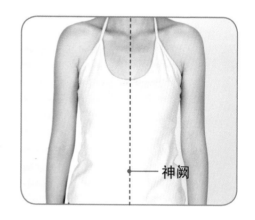

神阙

方法一

取穴

神阙穴、天枢穴、水分穴、中脘穴、下脘穴、关元穴、气海穴、带脉穴。

◎ 神阙穴：即肚脐，位于脐窝正中处。

◎ 天枢穴：位于腹部，在肚脐两侧 2 寸处。

◎ 水分穴：位于上腹部，在前正中线上、脐中上 1 寸处。

◎ 中脘穴：位于上腹部，在前正中线上、脐中上 4 寸处。

◎ 下脘穴：位于上腹部，在前正中线上、脐中上 2 寸处。

◎ 关元穴：位于下腹部，在前正中线上、脐中下 3 寸处。

◎ 气海穴：位于下腹部，在前正中线上、脐中下 1.5 寸处。

◎ 带脉穴：位于侧腹部，在第一肋骨游离端直下平脐处。

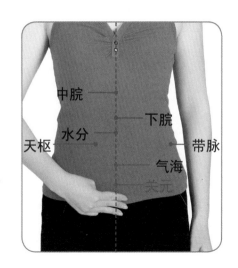

操作方法

多罐法。让患者取仰卧位，在上述穴位中选取三四个穴位，然后选用大小合适的玻璃罐吸拔于各穴，留罐5~10分钟。切忌拔罐时间过长，以免皮肤起水疱，以皮肤发红为度。此疗法每日一次。

方法二

取穴

章门穴、脾俞穴、胃俞穴、阳陵泉穴、三阴交穴。

◎ 章门穴：位于侧腹部，在第十一肋骨端的下方。

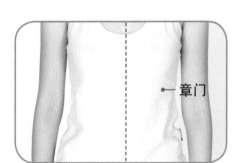

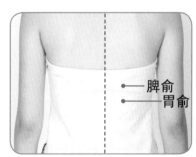

◎ 脾俞穴：位于背部，在第十一胸椎棘突下、后正中线旁开 1.5 寸处。

◎ 胃俞穴：位于背部，在第十二胸椎棘突下、后正中线旁开 1.5 寸处。

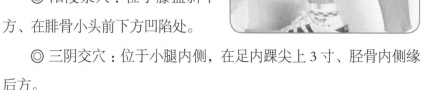

◎ 阳陵泉穴：位于膝盖斜下方、在腓骨小头前下方凹陷处。

◎ 三阴交穴：位于小腿内侧，在足内踝尖上 3 寸、胫骨内侧缘后方。

操作方法

留罐法。让患者先取仰卧位再取俯卧位，遵循先腹部、再背部和四肢的顺序拔罐。选取合适的玻璃罐或抽气罐吸拔于各穴，留罐10~15分钟。此疗法2~3日一次。

- -

方法三

取穴

中脘穴、胃俞穴、足三里穴、上巨虚穴、下巨虚穴。

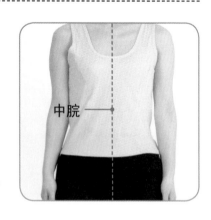

◎ 中脘穴：位于腹部，在前正中线上、当脐中上 4 寸处。

◎ 胃俞穴：位于背部，在第十二胸椎棘突下、后正中线旁开 1.5 寸处。

◎ 足三里穴：位于小腿前外侧，在外膝眼下四横指、胫骨外缘一横指处。

◎ 上巨虚穴：位于小腿前外侧，在犊鼻穴下 6 寸、足三里穴下 3 寸处。

◎ 下巨虚穴：位于小腿前外侧，在犊鼻穴下 9 寸、上巨虚穴下 3 寸处。

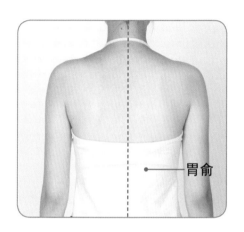

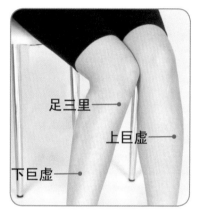

足三里

上巨虚

下巨虚

胃俞

操作方法

单罐法。患者先取仰卧位，在腹部中脘穴拔罐，留罐5～10分钟；再取俯卧位，在其余穴位拔罐，留罐5～10分钟。每周治疗两次。

注意事项

1. 饮食应以清淡为主，少食辛辣和刺激性食物。

2. 定时定量进食三餐，切忌暴饮暴食和不吃早餐。

养肝明目拔罐法

肝属于五脏之一，是人体重要的器官，具有主掌代谢、调节血液和藏血等功能。此外，肝与眼还有着密切关系，往往肝脏亏虚，就会造成视物模糊、夜盲及迎风流泪等症状。所以，合理养肝能起到明目的功效。

方法一

取穴

肝俞穴、承山穴、阳陵泉穴、三阴交穴、太冲穴。

◎ 肝俞穴：位于背部，在第九胸椎棘突下、后正中线旁开 1.5

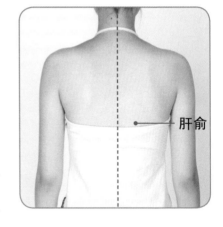

肝俞

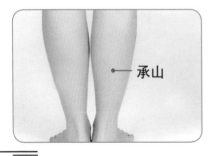

承山

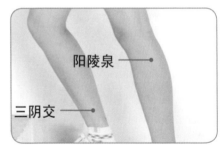

阳陵泉

三阴交

寸处。

◎ 承山穴：位于小腿后侧正中，在腓肠肌肌腹下尖角凹陷处。

◎ 阳陵泉穴：位于膝盖斜下方、在腓骨小头前下方凹陷处。

◎ 三阴交穴：位于小腿内侧，在足内踝尖上 3 寸、胫骨内侧缘后方。

◎ 太冲穴：位于足背，在第一、二跖骨结合部前方凹陷处。

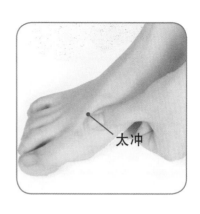

太冲

操作方法

留罐法。从上述各穴中选取2～3个穴位，然后让患者先后选取合适的体位，吸拔各穴，留罐时间为5～10分钟。每周2～3次。

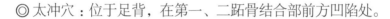

方法二

取穴

风池穴、肝俞穴、血海穴、太阳穴。

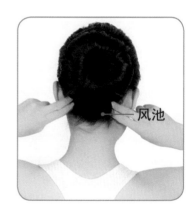

风池

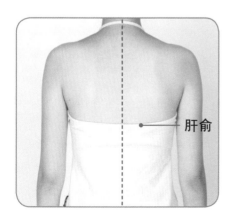

肝俞

◎ 风池穴：位于项部，在枕骨之下、头额后面大筋的两旁与耳垂平行处。

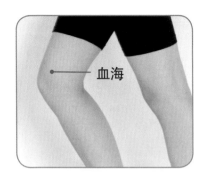

血海

◎ 肝俞穴：位于背部，在第九胸椎棘突下、后正中线旁开1.5寸处。

◎ 血海穴：位于大腿内侧，在

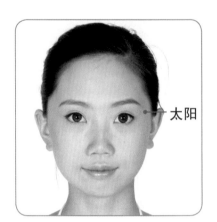

太阳

髌底上端2寸处。

◎ 太阳穴：位于耳郭前面，在眉梢和外眼角中点向后一横指的凹陷处。

操作方法

单罐法。让患者选取合适的体位，选用大小适宜的火罐，依次吸拔于上述各穴，留罐5～10分钟。每3天治疗1次。

方法三

取穴

肝俞穴、肾俞穴、足三里穴、太冲穴。

◎ 肝俞穴：位于背部，在第九胸椎棘突下、后正中线旁开1.5寸处。

◎ 肾俞穴：位于腰部，在第

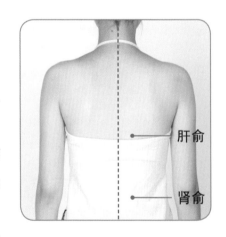

肝俞

肾俞

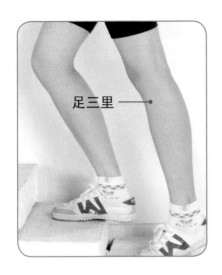

足三里

二腰椎棘突下、后正中线旁开1.5寸处。

◎ 足三里穴：位于小腿前外侧，在外膝眼下四横指、胫骨外缘一横指处。

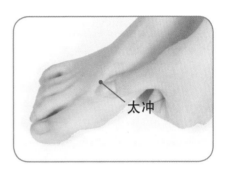

太冲

◎ 太冲穴：位于足背，在第一、二跖骨结合部之前凹陷处。

操作方法

单罐法。让患者选取合适的体位，将火罐依次吸拔于上述各穴，留罐5~10分钟。每周2~3次。

注意事项

1. 适量喝酒，不宜酗酒。

2. 多吃富含蛋白质和维生素的食物，如糯米、高粱、干果、鲫鱼、牛肉和豆制品等。

皮肤干燥、无弹性、肤色暗沉，甚至出现脱屑、脱皮和皱纹等，其实是人体新陈代谢紊乱的结果。睡眠不足、血液循环不良、贫血、压力过大、洁面不当、过度劳累或强烈紫外线照射等因素均会引起一定的皮肤症状。中医认为，皮肤干燥、肤色偏黄主要由风湿热邪阻滞肌肤所致。

方法一

取穴

颧髎穴、风池穴、大椎穴、血海穴、阴陵泉穴、三阴交穴。

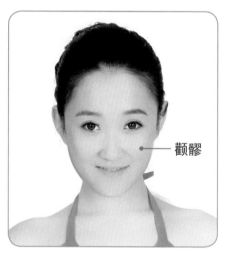

颧髎

◎ 颧髎穴：位于面部，在目外眦直下、颧骨下缘凹陷处。

◎ 风池穴：位于项部，在枕骨之下、头额后面大筋的两旁与耳垂平行处。

◎ 大椎穴：位于颈部下端，在后正中线上、第七颈椎棘突下凹陷中。

◎血海穴：位于大腿内侧，在髌底上端2寸处。

◎阴陵泉穴：位于小腿内侧，在膝下胫骨内侧凹陷中。

◎三阴交穴：位于小腿内侧，在足内踝尖上3寸、胫骨内侧缘后方。

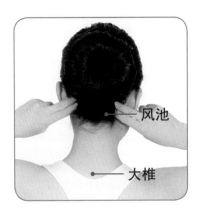

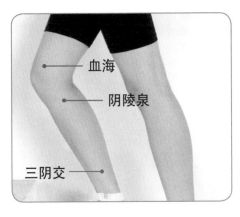

操作方法

留罐法。在上述穴位中任意选取3～4个穴位，然后让患者取合适的体位，选取大小适宜的火罐，吸拔于穴位上，留罐5分钟，皮肤出现潮红即可。此疗法每周2～3次，在上述穴位的拔罐可交替进行。

方法二

取穴

太阳穴、颧髎穴、颊车穴、承浆穴。

◎太阳穴：位于耳郭前面，在眉梢和外眼角中点向后一横指

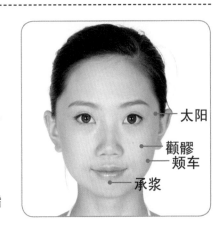

的凹陷处。

◎ 颧髎穴：位于面部，在目外眦直下、颧骨下缘凹陷处。

◎ 颊车穴：在下颌角前上方约1横指处，咀嚼时隆起，按压时凹陷。

◎ 承浆穴：位于面部唇下，在颏唇沟的正中凹陷处。

操作方法

闪罐法。让患者取坐位，选用口径略小的火罐吸拔于上述穴位，手法以轻柔为主，吸住后迅速拔起，反复吸拔3～5次。此疗法隔日一次。

注意事项

1. 多吃樱桃、荔枝、葡萄、凤梨等水果，以及胡萝卜、豆芽、蘑菇、西红柿和黄瓜等蔬菜。

2. 避免熬夜，保证睡眠充足。

3. 选用适合肤质的护肤品彻底清洁面部，早晚各一次。

疏通经络拔罐法

经络是纵贯人体的通路，纵横相交的经络联系着肌体内外、脏腑和四肢，起着运行气血、调节生理、联系脏腑的重要作用。若经络阻滞，就会引发身体的各种病症，如关节疼痛、头痛、耳鸣、失眠、倦怠、月经不调等。由此来看，疏通经络至关重要，正如《黄帝内经》中记载："决生死，处百病，调虚实，不可不通。"

取穴

夹脊穴、肺俞穴、心俞穴、肝俞穴、脾俞穴。

◎ 夹脊穴：位于腰背部，在第一胸椎至第五腰椎棘突下两侧、后正中线旁开0.5寸处。

◎ 肺俞穴：位于背部，在第三胸椎棘突下、后正中线旁开1.5寸处。

◎ 心俞穴：位于背部，在第五胸椎棘突下、后正中线旁开 1.5 寸处。

◎ 肝俞穴：位于背部，在第九胸椎棘突下、后正中线旁开 1.5 寸处。

◎ 脾俞穴：位于背部，在第十一胸椎棘突下、后正中线旁开 1.5 寸处。

操作方法

走罐法。让患者取坐位或俯卧位，先在背部涂抹一层润滑油，然后将火罐吸拔于背部最上端的夹脊穴上，稍微放气，用一手向下沿着膀胱经一侧穴位推动火罐，一直推至脾俞穴，然后再沿着膀胱经另一侧穴位向上进行推动，如此上下反复推动10~15次。依此方法，每周做2次。

注意事项

1. 积极进行体育锻炼以促进血液循环。
2. 多吃具有行气活血功效的食物，如大葱、海带、海藻和山楂等。

强筋壮骨拔罐法

人体筋骨出现的疼痛、腰膝软弱无力等症状，都与肾脏密切相关。中医学认为，"肾属水，藏精，主骨，生髓，通于脑"。若风寒湿邪侵入脏腑，使肝肾不足，就会导致筋肉和骨骼发生病变。所以，想要强筋壮骨，就要从肾脏入手，培补元气、调节精气，以达到促进骨骼生长的良好功效。

方法一

取穴

肾俞穴、关元穴、足三里穴。

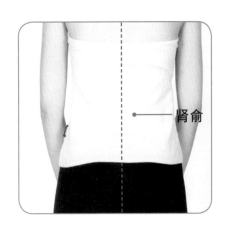
肾俞

◎ 肾俞穴：位于腰部，在第二腰椎棘突下、后正中线旁开 1.5 寸处。

◎ 关元穴：位于下腹部，在前正中线上、脐中下 3 寸处。

◎ 足三里穴：位于小腿前外侧，在外膝眼下四横指、胫骨外缘一横指处。

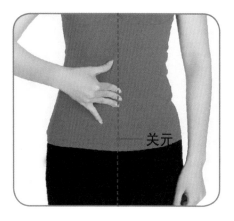

关元

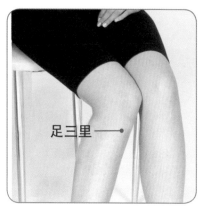

足三里

操作方法

单罐法。先让患者取仰卧位，吸拔腹部关元穴，留罐10～15分钟。起罐后，再取俯卧位，在肾俞穴拔罐，留罐10～15分钟。最后取坐位，在足三里穴拔罐，留罐10～15分钟。依此方法每周做3次。

方法 二

取穴

肝俞穴、肾俞穴、腰俞穴、关元穴、太溪穴。

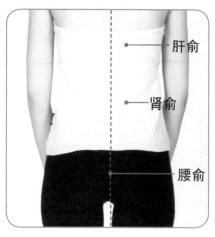

肝俞

肾俞

腰俞

◎ 肝俞穴：位于背部，在第九胸椎棘突下、后正中线旁开1.5寸处。

◎ 肾俞穴：位于腰部，在第二腰椎棘突下、后正中线旁开1.5寸处。

◎ 腰俞穴：位于腰部，在后正中线上、正当骶管裂孔处。

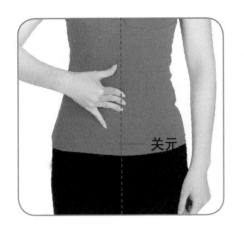

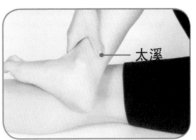

◎ 关元穴：位于下腹部，在前正中线上、脐中下 3 寸处。

太溪穴：位于足内侧，在内踝尖与脚跟骨筋腱间的凹陷处。

操作方法

留罐法。让患者选取适宜的体位，依次吸拔上述各穴，留罐10～15分钟。每周2～3次。

注意事项

1. 多食冬瓜、墨鱼、羊肉、银耳、大虾、鸭蛋和莲子等补肾食物。

2. 适当运动，如跑步、打球和登山等，以舒筋活络，增进骨骼生长。

3. 勿吸烟，喝酒要适量。

调补精气拔罐法

精气是构成人体的一种基本物质，它关系着人体骨骼的生长和全身组织器官的滋养。精气不足，就容易诱发头昏脑涨、有气无力、精神恍惚和倦怠萎靡等症状。中医学认为，"肾藏精"，肾脏收藏着人体大部分精气，即掌控着人体生长发育的物质基础，所以，调补精气，重在补肾。

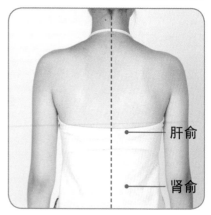

肝俞

肾俞

方法一

取穴

肝俞穴、肾俞穴、三阴交穴、太溪穴。

◎肝俞穴：位于背部，在第九胸椎棘突下、后正中线旁开 1.5 寸处。

◎肾俞穴：位于腰部，在第二腰椎棘突下、后正中线旁开 1.5 寸处。

◎三阴交穴：位于小腿内侧，在足内踝尖上 3 寸、胫骨内侧缘后方。

x

x

x

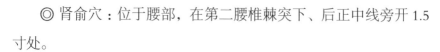

x

x

x

x

x

x

x

x

x

x